Arpita Gupta
Kamalpreet Chhina

Implantes - Complicações e falhas

Arpita Gupta
Kamalpreet Chhina

Implantes - Complicações e falhas

ScienciaScripts

Cover image: www.ingimage.com

This book is a translation from the original published under ISBN 978-3-659-80512-7.

Publisher:
Sciencia Scripts
is a trademark of
Dodo Books Indian Ocean Ltd. and OmniScriptum S.R.L publishing group

120 High Road, East Finchley, London, N2 9ED, United Kingdom
Str. Armeneasca 28/1, office 1, Chisinau MD-2012, Republic of Moldova, Europe
Printed at: see last page
ISBN: 978-620-8-07327-5

ÍNDICE

CAPÍTULO 1. INTRODUÇÃO

O objetivo da medicina dentária moderna é devolver ao doente a função, a fala, a saúde e a estética normais, independentemente da atrofia, doença ou lesão do sistema estomatognático[1] .

O sonho ilusório de substituir dentes em falta por análogos artificiais faz parte da medicina dentária há mil anos[2] . Um "implante" é o mais próximo que a medicina dentária chegou até agora na imitação da natureza e na recriação de um resultado que se comporta como um dente. Os implantes superam em grande medida os substitutos convencionais.

Em 1969, **Branemark et al**. publicaram uma investigação histórica que documentava a osseointegração bem sucedida de implantes de titânio endósseos. Desde então, estes métodos de colocação cirúrgica de implantes dentários tiveram uma profunda influência na prática da medicina dentária. [3] Os implantes tornaram-se o tratamento de eleição em muitas, se não na maioria, das situações em que a falta de dentes requer substituição.

Um implante bem sucedido é definido como um implante dentário osseointegrado que é restaurado com sucesso e que contribui para o sucesso funcional de um tratamento de restauração dentária ou que pode ser utilizado para esse efeito. O tratamento com implantes tem uma elevada taxa de sucesso de 95 a 99%[4] , apesar disso, é inevitável que ocorram falhas. Os pacientes que se confrontam com um procedimento terapêutico colocam mais frequentemente questões sobre a taxa de sucesso de uma determinada intervenção médica, cirúrgica ou dentária. Por outras palavras, estão preocupados com a garantia do procedimento e estão interessados nos resultados a longo prazo.

O insucesso precoce refere-se a um implante que não se consegue osteointegrar antes da cirurgia de segunda fase ou da revelação do implante.

A falha tardia refere-se à perda de osseointegração ou falha mecânica de um implante após a cirurgia de segunda fase. A maior parte da investigação sobre o sucesso dos implantes dentários concentra-se nos primeiros anos após a colocação. As investigações efectuadas até à data sugerem que, quando os implantes falham, tendem a fazê-lo logo após a colocação, e a probabilidade de falha diminui a partir do momento da implantação até 5 anos após a cirurgia. É necessária investigação a longo prazo para verificar se existe outro aumento nas taxas de insucesso dos implantes que ocorra muitos anos após a cirurgia de colocação.

Os implantes dentários podem falhar por diferentes razões, com um intervalo que diferencia entre uma falha e uma complicação[5]. A definição de **Esposito et al** de falhas de implantes inclui falhas biológicas (relacionadas com processos biológicos) e falhas mecânicas do componente (incluindo fracturas de implantes, revestimentos, parafusos de ligação e próteses).

De acordo com **P Deem, Lisa et al**[6] , a principal razão conhecida para o fracasso dos implantes dentários após a osteointegração e a carga é categorizada em fracassos biomecânicos e microbiológicos.

Afrouxamento do parafuso de ligação, fratura do parafuso de ligação, hemorragia e aumento da gengiva, exsudados purulentos de bolsas grandes, dor (não muito comum), fratura do componente protésico, perda óssea angular observada radiograficamente, infeção de longa duração e descamação dos tecidos moles durante o período de cicatrização da cirurgia de primeira fase são os vários sinais de aviso de fracasso do implante.

Um número tangível de implantes não se integra ou não sobrevive para uma função a longo prazo. As complicações e a perda de implantes podem ser dispendiosas, tanto em termos de tempo como de recursos financeiros. A perda de integração pode ser problemática, resultando num espaço edêntulo mais difícil de restaurar do que antes da colocação do implante. A capacidade de identificar de forma fiável os doentes e as condições com maior potencial de insucesso seria valiosa. A colocação de implantes não deve ser realizada sem uma consideração cuidadosa de muitas variáveis, incluindo factores sistémicos e locais do hospedeiro e o desenho de uma prótese. As decisões de planeamento do tratamento devem, sempre que possível, basear-se em previsões baseadas em evidências do melhor sucesso a longo prazo.

Assim, uma melhor compreensão dos factores associados à falha do implante fornece dados para o planeamento de estudos futuros, facilita a tomada de decisões clínicas e pode melhorar o sucesso do implante.

"Infelizmente, o fracasso é muitas vezes o melhor professor"

O sucesso não pode ser garantido, o que se pode garantir é que nos preocupamos, que damos o nosso melhor e que estamos lá para ajudar nos raros casos em que algo corre mal. Os doentes apreciam e beneficiam de uma conversa franca.

CAPÍTULO 2. TERMINOLOGIA

• ***Implante:*** Qualquer objeto ou material, como uma substância aloplástica ou outro tecido, que é parcial ou totalmente inserido e enxertado no corpo para fins terapêuticos, de diagnóstico, protéticos e experimentais[7].

• ***Implante dentário".*** Dispositivo protético de material aloplástico implantado nos tecidos orais sob a camada mucosa e/ou periosteal e sobre/ou dentro do osso para proporcionar retenção e suporte para uma prótese fixa ou removível, uma substância que é colocada no osso maxilar e/ou sobre ele para suportar a utilização de uma prótese fixa ou removível. Assim, existem 3 tipos básicos de implantes dentários

- Implante dentário eposteal
- Implante dentário endosteal
- Implante dentário transosteal

Alguns implantes dentários possuem componentes eposteais e endosteais. A decisão sobre qual o sistema de ancoragem que fornece o maior apoio aquando da colocação inicial determina qual a categoria utilizada para melhor descrever o implante dentário[7].

• ***Implantologia:*** Um termo historicamente concebido como o estudo ou a ciência da colocação e restauração de implantes dentários[7].

• ***Cirurgia de implantes:*** A fase da implantologia dentária relativa à seleção, planeamento e colocação do corpo do implante e do pilar[7].

• ***Insucesso do implante:*** A falha do implante é definida como a incapacidade total do implante para cumprir o seu objetivo (funcional, estético ou fonético) devido a razões mecânicas ou biológicas. O insucesso do implante é o primeiro momento em que o desempenho do implante, medido de alguma forma quantitativa, desce abaixo de um nível especificado e aceitável[8].

• ***Falha Iatrogénica:*** A falha iatrogénica é caracterizada por um implante estável e osseointegrado, mas que, devido a um mau posicionamento, é impedido de ser utilizado como parte da unidade de ancoragem. [8]

- ***Falha biológica:*** A falha biológica pode ser definida como a inadequação do tecido hospedeiro para estabelecer ou manter a osseointegração[8]

- ***Implantes doentes:*** Um implante que pode demonstrar perda óssea com profundidades de sondagem clínicas mais profundas, mas que parece estar estável quando avaliado num intervalo de 3-4 meses. Os implantes em mau estado são aqueles que apresentam perda óssea radiográfica sem sinais inflamatórios ou mobilidade[8] .

- ***Implantes com falhas:*** Um implante que pode demonstrar perda óssea, aumento da profundidade de sondagem clínica, hemorragia à sondagem e supuração. A perda óssea pode ser progressiva[8] .

- ***Implantes falhados:*** Um implante que demonstra mobilidade clínica, uma radiolucência periimplantar e um som baço quando percutido. Um implante falhado não é funcional e tem de ser removido. Os implantes falhados são aqueles com perda óssea progressiva, com mobilidade clínica e que não estão a funcionar no sentido pretendido[8] .

- ***Implantes sobreviventes:*** Sobrevivente é um termo descrito por Alberktson que se aplica a implantes que ainda estão a funcionar, mas que não foram testados em relação a critérios de sucesso[8] .

- ***Doença peri-implantar:*** *Uma categoria geral de alterações patológicas dos tecidos peri-implantares.*

- ***Mucosite peri-implantar:*** *Um termo utilizado para descrever reacções inflamatórias reversíveis confinadas ao tecido mole que rodeia um implante.*

- ***Peri-Implantite:*** *Um processo inflamatório que afecta o tecido à volta de um implante osseointegrado em função e resulta na perda de osso de suporte.*

CAPÍTULO 3. CRITÉRIOS DE SUCESSO DOS IMPLANTES DENTÁRIOS

Smith e Zarb (1989)[9] analisaram os critérios de sucesso apresentados por diferentes autores.

A - Schnitman e Schulman :

1. Mobilidade inferior a 1 mm em qualquer direção.

2. A radiolucência observada radiologicamente foi classificada, mas não foi definido um critério de sucesso.

3. Perda óssea não superior a um terço da altura vertical do osso.

4. Inflamação gengival passível de tratamento.

5. Serviço funcional durante 5 anos em 75% dos doentes.

B - Chainin, Silver Branch, Sher e Salter :

1. Em vigor há 60 meses ou mais.

2. Ausência de evidência significativa de saucerização cervical nas radiografias.

3. Ausência de hemorragia de acordo com o índice de Muhelman.

4. Falta de mobilidade.

5. Ausência de dor e sensibilidade.

6. Sem granulomatose pericervical ou hiperplasia gengival

7. Não há evidência de alargamento do espaço peri-implantar na radiografia.

C - Mckinney, Koth e Steflik:

Critérios subjectivos:

1. Função adequada.

2. Ausência de desconforto.

3. O paciente acredita que a estética, a atitude emocional e psicológica são

melhoradas.

<u>*Critérios objectivos:*</u>

1. Bom equilíbrio oclusal e dimensão vertical.

2. Perda óssea não superior a um terço da altura vertical do implante, ausência de sintomas e alteração funcionalmente estável durante 5 anos.

3. Inflamação gengival vulnerável ao tratamento.

4. Mobilidade inferior a 1 mm vestibularmente, mesiodistalmente e verticalmente.

5. Ausência de sintomas e de infeção associada ao implante dentário.

6. Ausência de danos no dente ou dentes adjacentes e nas suas estruturas de suporte.

7. Ausência de parestesia ou violação do canal mandibular, do seio maxilar ou do pavimento da passagem nasal.

8. Tecido colagénico saudável sem infiltração de polimorfonucleares.

<u>*Critérios de sucesso*</u>

Proporciona um serviço funcional durante 5 anos em 75% dos pacientes com implantes.

Critérios revistos para o sucesso dos implantes

Alberktson, Zarb, Washington e Erickson:

1. Implante individual não fixado que é imóvel quando testado clinicamente.

2. Radiografia que não demonstra evidência de radiolucência periimplantar.

3. Perda óssea inferior a 0,2 mm por ano após o primeiro ano de serviço do implante.

4. Desempenho individual do implante que se caracteriza pela ausência de sinais e sintomas persistentes e/ou irreversíveis de dor, infecções, necropatias, parestesia ou violação do canal mandibular.

O conteúdo dos critérios menciona uma taxa de sucesso de 85% no final de um período de observação de 5 anos e de 80% no final de um período de observação de 10 anos como critério mínimo de sucesso.

De acordo com os procedimentos do ***Workshop Mundial de Periodontia em 1989,*** os critérios gerais para o sucesso do implante são:

1. A saúde das mucosas, comprovada por parâmetros clínicos como a ausência de vermelhidão, hemorragia à sondagem ou supuração. Quando presente, a inflamação dos tecidos moles deve ser passível de tratamento.

2. Não há perda significativa ou progressiva do osso de suporte.

3. Não há infeção persistente.

4. O implante funciona na ausência de desconforto

5. Não há aumento da mobilidade avaliada durante a remoção da prótese

6. O implante é útil do ponto de vista protético.

Além disso, em **1998, Esposito et al.**[10] enumeraram os vários critérios de sucesso que foram acordados no 1º Workshop Europeu de Periodontologia. De acordo com eles, os seguintes critérios devem ser considerados critérios de sucesso para implantes osseointegrados -

1. Ausência de mobilidade, e

2. Uma perda óssea marginal radiográfica média inferior a 1,5 mm durante o primeiro ano de função, e

3. Posteriormente, menos de 0,2 mm por ano,

4. Ausência de dor/parestesia

Vários autores expressaram muitos critérios para avaliar o sucesso de um implante funcional. Os critérios de sucesso, que inicialmente tinham como objetivo a avaliação da sobrevivência de 5 anos, mudaram. Com a tecnologia melhorada e a compreensão do comportamento dos tecidos, os critérios são definidos com um objetivo de taxa de sobrevivência de 10 anos.

CAPÍTULO 4. CLASSIFICAÇÃO DAS COMPLICAÇÕES ASSOCIADAS AOS IMPLANTES DENTÁRIOS OSSEOINTEGRADOS

Vários autores tentaram classificar as possíveis complicações dos implantes. Algumas das classificações importantes são apresentadas a seguir:

1. Por uma equipa sueca (Branemark et al)
2. Equipa U.C.L.A. (Beumer, Moy)
3. Complicações protéticas por Thomas. D, Taylor
4. Por Hubertus Spiekermann
5. Por Zarb & Schmit
6. Por Misch & Wong
7. Por Greenstein et al

1. Pela equipa sueca[11]

a. Perda de ancoragem óssea

i. Perfuração muco periosteal

ii. Traumatismo cirúrgico

b. Problemas gengivais

i. Gengivite proliferativa

ii. Formação de fístulas

c. Complicações mecânicas

i. Fracturas de fixação

ii. Fracturas da prótese, parafusos de ouro, parafusos do pilar

d. Excesso de reabsorção óssea

i. Formação de placa ou cálculo

ii. Problemas periodontais

e. Complicação protética

i. Espaço insuficiente por baixo da prótese totalmente ancorada ao osso Os pilares penetram na mucosa alveolar (tecido não fixado)

ii. Fracturas de parafusos: Parafusos de ouro ou de pilar

iii. Fratura em acrílico ou porcelana

iv. Falhas de fixação posterior no maxilar

2. Equipa U.C.L.A. (Beumer Moy)[11]

a. Complicações na cirurgia de stagel

i. Lesão do nervo mental

ii. Penetração num seio, cavidade nasal ou através do bordo inferior da mandíbula

iii. Excesso de rebaixamento

iv. Exposição da linha

v. Brocas excêntricas, machos

vi. Decapagem de fios

vii. Fratura da mandíbula

viii. Equimoses, mais comuns em doentes mais velhos

ix. Deiscência da ferida

x. Abcesso do espaço facial, submental, submandibular, angina de Ludwig

xi. Abcesso de sutura

xii. Parafuso de cobertura solto

b. Complicações na cirurgia do estádio II

i. Má seleção da altura do aparelho

ii. Colocação incorrecta do aparelho: não podem ser utilizados mais de 35°.

iii. Porca sextavada danificada na parte superior do dispositivo de fixação

iv. Pilar solto

v. Parafuso de pilares fracturados

vi. Carga precoce da prótese

vii. Padrão de fluxo de ar deficiente com design de água elevado

viii. Aspiração de instrumentos

ix. Exposição da linha

3. Complicações em prótese dentária por Thomas D. Taylor[11]

a. Perda de osseointegração como complicação protética

b. A falta de planeamento pré-cirúrgico como complicação

c. Complicações na conceção de pontes

d. O não alinhamento dos implantes como complicação protética

e. Fratura do componente como complicação protética

f. Desgaste oclusal

g. Complicações dos tecidos moles

h. Complicações da ATM e da tensão muscular

i. Crescimento ósseo por baixo dos implantes cantilever como complicação protética.

4. Por Hubertus Spiekermann[11]

a. *Complicações cirúrgicas*

i. Intra-operatório: Hemorragia, lesão nervosa, abertura do seio maxilar ou do seio nasal, fratura da mandíbula.

ii. Consequências de uma colocação incorrecta do implante: Deiscência óssea, Perfuração óssea, Danos nos dentes adjacentes, Estabilidade primária insuficiente

iii. Pós-operatório

b. *Complicações pós-operatórias imediatas*

i. Hemorragia

ii. Hematoma

iii. Edema

iv. Infeção precoce

v. Separação da margem da ferida

vi. Perfuração da mucosa

vii. Enfisema cirúrgico

viii. Mobilidade dos implantes

c. *Complicações pós-operatórias tardias*

i. Patologia peri-implantar e complicações dos tecidos moles.

- Fratura de implante

• Dor crónica

• Sinusite crónica

• Lesões nervosas secundárias

• Irritação das mucosas

ii. Complicações protéticas

• Localização desfavorável do implante e orientação do eixo dos implantes

• Afrouxamento e fratura do pilar protético

• Afrouxamento e fratura de parafusos oclusais

• Fratura da armação

• Complicações estéticas

• Complicações funcionais

- Perda de implantes

5. Por Zarb & Schmit[12]

a) Complicações cirúrgicas

i. Na fase I da cirurgia

ii. Após a cirurgia de estádio I

iii. No estádio II da cirurgia

iv. Após tratamento protético

b) Complicações protéticas

i. Estruturais

ii. Cosmética

iii. Funcional

iv. Complicações tardias

c) Requisitos de manutenção

6. Por Misch & Wang[13]

a) *Plano de tratamento relacionado:*

i. angulação incorrecta,

ii. localização incorrecta do implante,

iii. falta de comunicação

b) *Relacionadas com a anatomia*

i. lesão nervosa,

ii. sangramento,

iii. perfuração da placa cortical,

iv. complicação da membrana sinusal,

v. desvitalização dos dentes adjacentes

c) *Relacionado com o procedimento*

i. complicações mecânicas (sobreaquecimento do osso, não bater em osso denso, preparação excessiva da osteotomia),

ii. falta de estabilidade primária,

iii. fratura mandibular,

iv. ingestão

v. aspiração

d) *Outros:*

i. danos iatrogénicos

ii. erro humano

7. Por Greenstein et al[14]

a) Complicações dos tecidos moles orais:

i. hemorragia,

ii. lesão nervosa,

iii. enfisema tecidular,

iv. infecções,

v. deiscência da ferida,

vi. aspiração ou ingestão

vii. controlo da dor.

b) Complicações do tecido duro:

i. patose periapical de implantes,

ii. fratura do maxilar mandibular,

iii. falta de estabilidade primária do implante,

iv. penetração inadvertida no seio maxilar ou na fossa nasal,

v. complicações associadas à elevação do seio.

CAPÍTULO 5. CLASSIFICAÇÃO DAS FALHAS DE IMPLANTES[8]

Muitos factores são atribuídos ao insucesso do implante dentário, quer direta quer indiretamente. Vários autores classificaram as falhas dos implantes de acordo com vários critérios.

> **ROSENBERG** et al. classificaram as falhas de implantes como

- Insuficiência infecciosa
- Falha traumática

Um implante é considerado como tendo falhado devido a ***infeção*** se um ou mais dos seguintes critérios forem observados

- Sinais clínicos de infeção com sintomas clássicos de inflamação - Verificou-se que a inflamação nos tecidos moles peri-implantares é semelhante à resposta inflamatória nos tecidos gengivais e noutros tecidos periodontais.
- Índices de placa e gengivais elevados - O controlo da placa deve ser revisto e corrigido até que o doente demonstre a proficiência necessária.
- Bolsas - As bolsas contêm detritos que consistem principalmente em microrganismos e seus produtos, o que leva à fragmentação e quebra da superfície do cemento.
- Hemorragia - Ocorre como sinal precoce de inflamação gengival. É importante para o diagnóstico precoce e a prevenção de gengivite mais avançada.
- Supuração - O fator local precipitante acaba por ser infetado por agentes patogénicos bacterianos, levando à hipertrofia ou proliferação da mucosa e à possível formação de abcessos.
- Perda de inserção - A gravidade da perda de inserção está geralmente, mas nem sempre, correlacionada com a profundidade da bolsa.

• Radiolucência peri-implantar radiográfica - O médico deve monitorizar os tecidos circundantes para detetar sinais de doença peri-implantar, monitorizando as alterações na evidência radiográfica de destruição óssea. A avaliação radiográfica é um dos melhores meios para detetar alterações no suporte ósseo.

• Presença de tecido granulomatoso após a remoção - O tecido de granulação contém áreas de inflamação crónica e pode também ter pedaços de cálculos deslocados e colónias bacterianas. Este facto pode perpetuar as caraterísticas patológicas do tecido e dificultar a cicatrização

Suspeita-se que o implante falhou devido a condições ***traumáticas*** se existirem as seguintes condições -

• Mobilidade - Em casos que demonstrem mobilidade, deve ser considerada a remoção do implante.

• Ausência de tecido glaucomatoso após a remoção - Nos casos em que se verifica uma diminuição do tecido granulomatoso após a remoção, pode suspeitar-se de fracasso devido a traumatismo.

• Ausência de aumento da profundidade de sondagem - Sugestivo de falha devido a condição traumática.

• Índices de placa e gengival baixos - Sugerem uma falha não associada a infecções e podem ser devidos a uma condição traumática.

> **ESPOSITO** et al. classificaram as falhas dos implantes orais de acordo com o conceito de osteointegração em

• BIOLÓGICO:

-*Precoce ou primária* (antes da carga): incapacidade de estabelecer a osseointegração.

-*Tardia e secundária* (após a carga): incapacidade de manter a osseointegração alcançada.

- MECÂNICA:

-Fratura de implantes, parafusos de ligação, estruturas de pontes, revestimentos, etc.

- IATROGÉNICO:

-Lesões nervosas, alinhamento incorreto dos implantes, etc.

- ADAPTAÇÃO INADEQUADA DO DOENTE:

-Problemas fonéticos, estéticos, psicológicos, etc.

> **A TRUHLAR** classificou as falhas como -

FALHAS PRECOCES	FALHA TARDIA
A) Isso ocorre dentro de semanas a alguns meses após a colocação. B)Causada por factores que podem interferir com os processos normais de cicatrização ou por uma resposta de cicatrização alterada.	A) Falhas que resultam de processos patológicos que envolvem um implante previamente osseointegrado.

> **HEYDENRIJIK** et al[15] classificaram as falhas dos implantes em função da sua ocorrência no tempo como -

Insucessos precoces	A osteointegração nunca foi estabelecida, representando assim uma interferência no processo de cicatrização.
Falhas tardias	A osteointegração não se mantém, o que implica processos de perda de osteointegração.
Insucessos tardios	Falha dos implantes durante o primeiro ano de carga
Falhas tardias atrasadas	Falha dos implantes nos anos seguintes.

> Os autores sugerem que as falhas precoces ocorrem antes da reabilitação protésica. As causas atribuídas às falhas precoces são -

1) Traumatismo cirúrgico

2) Quantidade ou qualidade insuficiente de osso

3) Carga prematura do implante

4) Infeção bacteriana

As falhas tardias, que ocorrem após a reabilitação protética, foram divididas em:

EM BREVE	Sobrecarga em relação à má qualidade óssea e ao volume ósseo insuficiente.
ATRASADO	Alterações progressivas das condições de carga em relação à qualidade e volume ósseos e à peri-implantite

> **EL ASKARY** et al. dividiram as FALHAS em sete categorias

1 De acordo com a etiologia	✓ **Falhas devido a factores do hospedeiro** ✓ **Situação médica - Osteoporose e outras doenças ósseas; diabetes não controlada.** ✓ **Hábitos - tabagismo, hábitos para-funcionais.** ✓ **Estado oral - cuidados domésticos deficientes, periodontite juvenil e rapidamente progressiva, terapia de irradiação.**
A) Problemas de restauração	✓ Cantilever excessivo, pilares de cais, ausência de encaixe passivo, encaixe incorreto do pilar, desenho protético incorreto, esquema oclusal incorreto, momentos de flexão, ligação dos implantes à dentição natural, carga prematura, torque excessivo.

B) Colocação cirúrgica	✓ Colocação fora do eixo (angulação grave) ✓ Falta de estabilização inicial ✓ Cicatrização prejudicada e infeção devido a um desenho incorreto do retalho ou outros. ✓ Sobreaquecer o osso e exercer demasiada pressão. ✓ Espaço mínimo entre implantes ✓ Colocação do implante em locais de enxerto ósseo imaturo. ✓ Colocação do implante numa cavidade infetada ou numa lesão patológica. ✓ Contaminação do corpo do implante antes da inserção.
C) Seleção de implantes	✓ Tipo de implante incorreto em tipo de osso incorreto. ✓ Comprimento do implante (demasiado curto, relação coroa/implante desfavorável) ✓ Diâmetro do implante.
2 **De acordo com a origem da infeção**	✓ Peri-implantite (processo infecioso, origem bacteriana) ✓ Peri-implantite retrógrada (origem de oclusão traumática, não infecciosa, forças fora do eixo longo, carga prematura ou excessiva).
3 **De acordo com o momento da falha**	✓ Antes da fase II (após a cirurgia) ✓ Na fase II (com cabeça de cicatrização e ou inserção de pilar) ✓ Após o restauro.

4	**De acordo com o estado da falha (estado clínico e radiográfico)**	✓ Implantes doentes ✓ Implantes com falhas ✓ Implantes falhados ✓ Sobreviver aos implantes
5	**De acordo com o pessoal responsável**	✓ Dentista (cirurgião oral, prostodontista, periodontista) ✓ Higienista dentário ✓ Técnico de laboratório ✓ Doente.
6	**De acordo com o modo de falha**	✓ Falta de osseointegração (geralmente mobilidade) ✓ Estética inaceitável ✓ Problemas funcionais ✓ Problemas psicológicos.
7	**De acordo com o tipo de tecido de suporte**	✓Problemas nos tecidos moles (falta de tecidos queratinizados, inflamação, etc.) ✓Perda óssea (alterações radiográficas, etc.) ✓Perda de tecidos moles e de ossos.

CAPÍTULO 6. COMPLICAÇÕES E INSUCESSOS

Nos últimos 30 anos, os implantes dentários evoluíram para uma tecnologia previsível de substituição de dentes. Apesar da previsibilidade dos implantes dentários para a reabilitação orofacial, um pequeno, mas significativo, subconjunto de pacientes continua a registar complicações e falhas de implantes. A identificação dos pacientes com maior risco de fracasso dos implantes é essencial para o processo de consentimento informado e para o planeamento do tratamento.

No entanto, existe uma escassez de dados científicos disponíveis que identifiquem os tipos e a frequência das complicações, bem como os factores de risco associados às complicações dos implantes. Isto foi sucintamente afirmado por **Avivi-Arber** e **Zarb,** que concluíram que "são necessários estudos extensivos de implantes a longo prazo para determinar quais os critérios específicos que compreendem resultados funcionais e estéticos óptimos com um risco mínimo de morbilidade".

Partiu-se da hipótese de que existe um conjunto de um ou mais factores de risco associados a complicações e falhas de implantes que podem ser modificados pelo médico para melhorar o resultado do doente.

Alguns dos factores associados às complicações e falhas dos implantes são discutidos neste livro sob os seguintes títulos:

- **Seleção inadequada de casos**
- Factores sistémicos
- Hábitos
- Factores locais
- **Complicações e falhas cirúrgicas**
- Seleção incorrecta do implante
- Conceção incorrecta da aba

- Alterações ósseas devido a sobreaquecimento e pressão excessiva
- Colocação incorrecta do implante
- Danos nos dentes adjacentes
- Perfuração
- Estabilidade primária insuficiente
- Hemorragia
- Danos nos nervos
- Enfisema cirúrgico
- Hematoma
- Odema
- Deiscência da ferida
- Sinusite crónica
- Dor crónica
- Lesões nervosas secundárias
- Irritação permanente das mucosas
- Fratura do maxilar

- Complicações e falhas protéticas

- Estética inaceitável
- Problemas funcionais
  - Afrouxamento e fratura dos pilares protéticos e do próprio implante
  - Afrouxamento e fratura de parafusos oclusais, fratura da estrutura
  - Mastigação ineficaz
- Factores de restauração
  - Cantilever

- Pilar do cais
- Sem ajuste passivo
- Encaixe incorreto do pilar
- Conceção incorrecta da prótese
- Esquema oclusal incorreto
- Momento fletor
- Ligação dos implantes à dentição natural
- Carregamento prematuro
- Torque excessivo

- Complicações tardias e falhas

- Problemas nos tecidos moles
- Problemas nos tecidos duros
- Mobilidade dos implantes
- Manutenção inadequada pelo doente

CAPÍTULO 7. COMPLICAÇÕES E INSUCESSOS PRÉ-CIRÚRGICOS

Os factores de seleção de casos são importantes para determinar se o doente é um bom candidato a implantes. Inclui a identificação de factores que podem aumentar o risco de fracasso. Estes podem ser classificados, em termos gerais, em três categorias principais:

- Factores sistémicos
- Hábitos
- Factores locais

I. <u>Os factores sistémicos incluem:</u>

- Idade
- Género
- Genética e sistema imunitário
- Doenças

o Doenças cardiovasculares

■ Hipertensão

■ Aterosclerose

■ Estenose vascular

■ Doença das artérias coronárias

■ Insuficiência cardíaca congestiva

o Doenças endócrinas

■ Diabetes mellitus

o Doenças hematológicas

■ Distúrbios eritrocíticos

■ Doenças leucocitárias

- Doenças hepáticas
    - Cirrose
- Perturbações renais
- Doenças ósseas
    - Osteoporose
    - Displasia fibrosa
    - Doença de Paget
    - Mieloma múltiplo
- Perturbações do sistema nervoso central
    - Convulsões
    - Doença de Parkinson
- VIH

- Drogas
    - Corticosteróides
    - Bisfosfonatos
    - Antibióticos
    - Anticoagulantes
- Radioterapia

II. <u>Os hábitos incluem:</u>

- Fumar
- Álcool
- Bruxismo
- Impulso da língua
- ***Fenómeno de aglomeração***

ill. <u>Os factores locais incluem:</u>

- Osso disponível
- Densidade óssea
- Profundidade do vestíbulo
- Tamanho da língua
- Tomada infetada
- Tecidos moles
- Condições periodontais
- Má higiene oral

<u>FACTORES SISTÉMICOS</u>

- Idade do doente:

Os doentes com mais idade terão mais problemas de saúde sistémicos, mas não existem provas científicas que correlacionem a idade avançada com o insucesso dos implantes. Embora **Salonen *et al.* (1993)**[16] tenham afirmado que a idade avançada era um possível fator que contribuía para o insucesso dos implantes, outros não referem qualquer relação entre a idade avançada e o insucesso dos implantes.

A maioria dos pacientes de implantes tende a ser mais velha, uma vez que existe uma maior probabilidade de perda de dentes com o aumento da idade. No entanto, os pacientes mais jovens que têm dentes em falta e poucos outros dentes restaurados seriam, se as condições o permitissem, candidatos ideais a implantes.

Embora não exista evidência de um limite de idade inferior para que o processo de osseointegração seja bem sucedido, os implantes osseointegrados actuam de forma semelhante aos dentes anquilosados e, por conseguinte, não têm a capacidade dos dentes naturais para compensar as alterações do osso esquelético durante o crescimento. Embora isto possa ser aceitável em pacientes adultos, é um fator importante a considerar em pacientes adolescentes ou mais jovens que ainda estão a crescer. **Guckes AD (1991)**[17].

As possíveis complicações da colocação de implantes demasiado cedo na vida incluem:

- submersão de um implante no maxilar,
- perda de suporte do implante,
- recolocação do implante, e
- potencial de interferência com o crescimento normal dos maxilares[18].

Além disso, como há um maior crescimento vertical nas regiões posteriores da maxila e da mandíbula durante a infância e a adolescência, os implantes colocados distalmente aos caninos apresentam mais complicações[19].

Em pacientes com um padrão de crescimento rotacional significativo, existe um maior crescimento na direção posterior e um maior potencial para os implantes posteriores submergirem no corpo da mandíbula, resultando numa infra-oclusão protética. Em pacientes com menor crescimento rotacional mas com maior crescimento anterior, os implantes mandibulares posteriores podem interferir com a migração anterior normal dos dentes naturais, acabando por interferir com o desenvolvimento de uma oclusão correta[20].

Na maxila, o crescimento vertical retilíneo excede o crescimento em qualquer outra dimensão, mas o processo alveolar sofre alterações consideráveis em todas as dimensões ao longo do período de crescimento. Para além da submersão dos implantes, os ápices dos implantes podem ficar expostos nas cavidades nasais ou antrais e os implantes anteriores podem perder-se completamente devido à remodelação. Além disso, o crescimento na área da sutura palatina média deve ser considerado.

Oesterle et al. (1993)[18] discutiram a possível restrição do crescimento transversal do maxilar quando uma prótese fixa implanto-suportada é colocada através da sutura palatina mediana num paciente em crescimento. Com a falta congénita de dentes permanentes, a vantagem de esperar pelo fim do crescimento deve ser ponderada em relação à redução da largura do rebordo ao longo do tempo. **Ostler e Kokich**[21] encontraram uma diminuição de 25% na largura do rebordo residual nos 3 anos seguintes à extração de um molar primário, mas depois apenas 4% nos 3 anos seguintes. Esta perda pode ser melhor tratada com técnicas de aumento do rebordo, em vez de arriscar as complicações da colocação de implantes demasiado cedo. A maioria dos autores concorda que é necessário esperar pela conclusão do crescimento dos maxilares antes de colocar implantes em pacientes normais e saudáveis.

Westwood e Duncan (1996)[22] , após revisão da literatura, sugeriram que os sinais clínicos de crescimento, como o tamanho do pé e a altura, devem ser estáveis e a erupção da dentição permanente deve estar completa. Uma estimativa aproximada é de 15 anos para as mulheres e 18 anos para os homens, embora a maturação dentária e esquelética sejam melhores diretrizes do que a idade cronológica. É necessária uma avaliação individual através de radiografias cefalométricas em série, com um ano de intervalo, para confirmar que o crescimento cessou efetivamente. No outro extremo do espetro etário, não existe atualmente nenhuma contraindicação cientificamente comprovada para a colocação de implantes, baseada apenas no aumento da idade. Embora o processo de integração em si não seja comprometido pelo aumento da idade, os pacientes mais velhos, teoricamente, têm potencialmente tempos de cicatrização mais longos, mais factores de saúde sistémicos, mais problemas de adaptação a novas próteses e uma menor capacidade de manter a higiene.

Os estudos de **Bryant e Zarb (1998)**[19] relativos aos resultados dos implantes em pacientes mais velhos e mais novos não encontraram qualquer contraindicação para a utilização de implantes em pacientes mais velhos. Assim, a qualidade e a quantidade de osso disponível para a colocação de implantes e a técnica cirúrgica utilizada são factores mais importantes do que a idade. No entanto, quanto mais velho for o doente, maior é a probabilidade de existirem condições ósseas locais menos favoráveis, pelo que é prudente ter cuidado na seleção dos locais de cirurgia.

- Género:

O sexo do paciente, na ausência de quaisquer outras diferenças entre pacientes, não demonstrou ser um fator significativo na falha do implante. **Smith RA et al (1992)**[23] .

- A genética e o sistema imunitário

Investigações recentes demonstraram que as variações no sistema imunitário e os factores genéticos podem predispor o paciente para doenças dentárias, particularmente a inflamação causada por bactérias e a doença periodontal resultante. Logicamente, é de esperar que alguns destes factores tenham impacto na terapia com implantes.

Um estudo de insucessos de implantes efectuado por **Kronstrom et al. (2001)**[24,25] revelou que a imunidade humoral a *Bacteroides forsythus* e *Staphylococcus aureus* aumentou os insucessos precoces de implantes, mesmo em doentes que receberam antibióticos antes da cirurgia de implantes. Os resultados sugerem que os pacientes com implantes falhados podem ser incapazes de atingir níveis protectores de títulos de imunoglobulina G no soro para estes agentes patogénicos. Ambos os agentes patogénicos estudados têm sido associados a infecções dentárias e sistémicas. No entanto, são necessários mais estudos para poder prever quais os pacientes que são maus candidatos a implantes com base na sua imunidade sistémica a *Bacteroides forsythus* e *Staphylococcus aureus.*

Nosaka et al. (2002)[26] estudaram o geneoma do recetor da calcitonina dos genes responsáveis pela reabsorção óssea e o seu efeito na perda óssea marginal vestibular precoce em redor dos implantes. Foi encontrada uma correlação entre o polimorfismo do gene e a perda óssea marginal vestibular na mandíbula, mas não na maxila, entre a primeira e a segunda fase da cirurgia de implantes. Não foi possível determinar se este facto era clinicamente significativo para o sucesso a longo prazo dos implantes.

Foi demonstrado que os marcadores genéticos associados ao aumento da produção de interleucina-1 (IL-1) são um fator de maior suscetibilidade à doença periodontal[27] .

Salcetti et al. (1997)[28] demonstraram que os pacientes com peri-implantite libertam significativamente mais prostaglandina E2 e interleucina 1 em comparação com os pacientes sem peri-implantite quando ambos são expostos à mesma colonização bacteriana. No entanto, **Wilson e Nunn (1999)[29]** , ao estudarem a relação entre o genótipo periodontal IL-1 e a perda de implantes em 27 pacientes, não conseguiram encontrar aumentos estatisticamente significativos nas falhas de implantes em pacientes que eram positivos para o genótipo IL-1. Os autores teorizaram várias razões para os resultados, incluindo um menor efeito do gene no tecido peri-implantar em comparação com o tecido periodontal, a possibilidade de o tabaco mascarar a ação do gene e o período de tempo limitado do estudo, não permitindo demonstrar um possível aumento de insucessos a longo prazo.

- Doenças:

o Doenças cardiovasculares :

Qualquer variação na condição médica ou diferença na saúde sistémica do paciente dentário tem o potencial de afetar substancialmente o resultado dos implantes dentários. 15% dos pacientes têm doença cardiovascular, com um historial de hipertensão a ocorrer em 58% destes pacientes. A doença cardiovascular tem muitas formas e inclui uma variedade de condições, como a hipertensão, a aterosclerose, a estenose vascular, a doença arterial coronária e a insuficiência cardíaca congestiva. Estas cinco formas de doença cardiovascular têm um fluxo sanguíneo comprometido e uma tensão de oxigénio e elementos nutritivos reduzidos. A presença de oxigénio adequado aumenta a atividade dos fibroblastos, a síntese de colagénio, o crescimento capilar e a atividade dos macrófagos, o que, por sua vez, previne a infeção da ferida. Assim, é de esperar um efeito potencial no resultado da resposta à osteointegração.

Khadivi *et al.* (1999)[30] efectuaram um estudo retrospetivo para avaliar os resultados do tratamento com implantes em doentes com doenças cardiovasculares. Houve um total de 246 pacientes tratados consecutivamente, que incluíam um grupo de interesse em doenças cardiovasculares de 39 pacientes, subgrupos de controlo de 98 pacientes saudáveis e 109 pacientes com história de outras doenças sistémicas. Nesse estudo, as diferenças nas taxas de insucesso dos implantes entre os grupos não foram consideradas significativas. Embora o tamanho da amostra fosse pequeno, os resultados sugerem que a doença cardiovascular pode não ser um forte fator de risco para uma osteointegração bem sucedida.

o Doenças endócrinas:

Diabetes mellitus: A Diabetes Mellitus está relacionada com uma insuficiência absoluta ou relativa de insulina. Uma vez que o implantodontista trata principalmente pacientes com mais de 40 anos, mais de 5% dos pacientes terão diabetes. Além disso, estima-se que metade dos pacientes diabéticos não são diagnosticados.

A diabetes está associada a uma vasta gama de complicações sistémicas, incluindo doenças microvasculares e macrovasculares, alteração da cicatrização de feridas, maior suscetibilidade a infecções, perda óssea alveolar e destruição de tecidos inflamatórios. Estas condições podem aumentar o risco de complicações pós-cirúrgicas após a colocação de implantes dentários. Além disso, a diabetes é um fator de risco importante para a doença periodontal.

Fiorellini et al. (2000)[31] , num estudo com 40 pacientes, encontraram taxas de sucesso mais baixas em pacientes diabéticos, aproximadamente 85%, mas os autores concluíram que este ainda era um potencial de resultado de tratamento razoável. A maioria dos insucessos ocorreu no primeiro ano após a carga. O autor estudou mais de 650 doentes com diabetes tipo 2 e encontrou apenas um número marginalmente maior de insucessos do que em doentes não diabéticos. Os autores também verificaram um maior sucesso com implantes revestidos a hidroxiapatite (HA) e com a utilização de bochechos com clorexidina na altura da cirurgia.

Olson et al. (2000)[32] estudaram diabéticos com implantes durante um período de 5 anos. Os autores descobriram que a duração da diabetes tinha um efeito no sucesso do implante. Foram encontradas taxas de insucesso mais elevadas em doentes com diabetes durante períodos de tempo mais longos. Os autores teorizaram que, tal como acontece com o aumento da probabilidade de outras complicações microvasculares, como a retinopatia e a neuropatia, o aumento da duração da diabetes pode contribuir para as complicações dos implantes.

Ana Mellado Valero et al. (2007)[33] efectuaram um estudo para avaliar os efeitos da diabetes na osseointegração de implantes dentários e na cicatrização de tecidos moles. Em modelos experimentais de diabetes, foi demonstrado um nível reduzido de contacto osso-implante, que pode ser revertido através do tratamento com insulina. Em comparação com a população em geral, observa-se uma taxa de insucesso mais elevada em pacientes diabéticos.

S. D Ferreira et al. (2006)[34] efectuaram um estudo com o objetivo de verificar a prevalência da doença peri-implantar e analisar possíveis variáveis de risco associadas à mucosite peri-implantar e à peri-implantite e concluíram que indivíduos com periodontite, diabetes e má higiene oral eram mais propensos a desenvolver peri-implantite.

Morris e colaboradores (2000)[35] compararam os resultados do tratamento de 255 implantes colocados em pacientes diabéticos de tipo 2 e 2.632

implantes em controlos não diabéticos. O modelo primário, assumindo a independência, mostrou que os pacientes diabéticos tipo 2 apresentavam significativamente mais falhas. Embora a experiência do cirurgião não tenha afetado a sobrevivência global dos implantes, a utilização de antimicrobianos adjuvantes (por exemplo: antibióticos pré-operatórios ou bochechos de clorexidina pós-operatórios) melhorou a sobrevivência dos implantes em diabéticos de tipo 2 em relação aos não diabéticos. Esta associação entre a perda de implantes e a diabetes está provavelmente relacionada com a formação de produtos finais de glicação avançada, a produção exagerada de mediadores inflamatórios e o comprometimento da função leucocitária.

Ellies LG et al. (1992)[36] num estudo retrospetivo, relataram uma maior incidência de parestesia (quatro de cinco doentes) em diabéticos. Isto pode dever-se a um atraso na cicatrização ou a um défice neural relacionado com a diabetes.

- Doenças hematológicas:

Distúrbios eritrocitários: Existem duas categorias principais de doenças dos eritrócitos:

- Policitemia (aumento da contagem de eritrócitos)
- Anemia (diminuição da hemoglobina)

Policitemia: Trata-se de uma doença crónica bastante rara, caracterizada por aumento do volume do baço, hemorragias e trombose das veias periféricas. A morte ocorre geralmente no prazo de 6 a 10 anos e os procedimentos complicados de implante ou reconstrução são geralmente contra-indicados.

Anemia: É o distúrbio hematológico mais comum. A anemia não é uma entidade patológica, mas sim um complexo de sintomas que resulta de uma diminuição da produção de eritrócitos, de um aumento da sua taxa de destruição ou de uma deficiência de ferro. É definida como uma redução da capacidade de transporte de oxigénio do sangue.

As complicações nos doentes com implantes que sofrem de anemia podem afetar o prognóstico a curto e a longo prazo. A maturação e o desenvolvimento ósseo são frequentemente prejudicados nos doentes anémicos a longo prazo. A diminuição da densidade óssea afecta a colocação inicial e pode influenciar a quantidade inicial de osso lamelar maduro que se forma na interface de um implante osteointegrado. O tempo necessário para uma formação adequada da interface é mais longo num osso de baixa densidade.

A hemorragia anormal é também uma complicação comum da anemia. O aumento do edema e o subsequente aumento do desconforto pós-cirúrgico são consequências comuns. Não só são propensos a uma infeção mais imediata da cirurgia, como também são mais sensíveis a infecções crónicas ao longo da vida. Isto pode afetar a manutenção a longo prazo do implante proposto ou dos dentes pilares.

Para a grande maioria dos doentes anémicos, os procedimentos de implante não estão contra-indicados.

No entanto, devem ser administrados antibióticos no pré e pós-operatório e deve ser considerado o risco de hemorragia potenciado pela asprina. As consultas de higiene podem ser marcadas com maior frequência para estes doentes.

Doenças leucocitárias:

Os distúrbios dos leucócitos são uma consideração importante das doenças hematológicas.

No potencial candidato a implante com leucocitose ou leucopenia, muitas complicações podem comprometer o sucesso da prótese sobre implante. A complicação mais comum é a infeção, não só durante a fase inicial de cicatrização, mas também vários anos mais tarde. O atraso na cicatrização é também uma consequência dos distúrbios dos leucócitos.

Para a maioria dos procedimentos de implantes, os primeiros meses são muito críticos para o sucesso a longo prazo. Períodos de cicatrização prolongados aumentam o risco de infecções secundárias.

A hemorragia grave pode dever-se a trombocitopenia (diminuição do número de plaquetas). Nesta situação, o procedimento cirúrgico é complicado, com aumento do edema, desconforto pós-operatório e maior probabilidade de infeção secundária.

A maioria dos procedimentos de implantes orais está contra-indicada para os doentes com leucemia aguda ou crónica. A leucemia aguda é uma doença inevitavelmente fatal. Quase todos estes doentes apresentam problemas orais graves, quer secundários ao processo da doença, quer como complicações após a quimioterapia. O doente com leucemia crónica apresenta anemia e trombocitopenia. Embora a infeção seja menos grave do que na leucemia aguda, surgem nestes doentes lesões radiolúcidas dos maxilares, ulcerações orais, gengiva hiperplásica e complicações hemorrágicas.

Um caso relatado por **Curtis et al. (1996)**[37] mostra que, mesmo num doente tratado com sucesso com um transplante alogénico de medula óssea para leucemia mielogénica crónica, foi possível obter a osteointegração (na área sinfisária) e manter o implante durante anos.

- Distúrbios hepáticos :

Cirrose: Ocorre como resultado de uma lesão no fígado com consequente perda de células hepáticas e cicatrização progressiva. A principal causa é a doença hepática alcoólica. Duas funções importantes do fígado para o implantodontista são a síntese de factores de coagulação e a capacidade de desintoxicação de fármacos. 50% dos doentes com doença hepática apresentam um tempo de protrombina prolongado e hemorragia clínica. A incapacidade de desintoxicar os medicamentos pode resultar em sedação excessiva ou depressão respiratória. A avaliação laboratorial do candidato a implante dá muitas indicações sobre a função hepática.

o Doença renal:

As patologias renais, como a síndrome nefrítica e nefrótica, estão a tornar-se comuns hoje em dia. Os dentistas também se deparam com muitos doentes com transplante renal. Mas em nenhum destes doentes a terapia com implantes está absolutamente contra-indicada. No entanto, estes doentes têm de estar estáveis e com a função renal bem controlada.

o Doenças ósseas :

Osteoporose: A osteoporose é uma doença do esqueleto caracterizada pela diminuição da densidade mineral (unidade de massa/volume) do osso normalmente mineralizado. A Organização Mundial de Saúde estabeleceu critérios de diagnóstico para a osteoporose com base em medições da densidade óssea determinadas por absorciometria de raios X de dupla energia. De acordo com estes critérios, um doente é classificado como tendo uma massa óssea baixa, ou seja, osteopenia, se a densidade mineral óssea medir entre 1 e 2,5 desvios-padrão abaixo da média de uma população jovem. A osteoporose, no entanto, foi definida como um nível de densidade mineral óssea de 2,5 desvios-padrão ou inferior à média de uma população jovem. Foi classificada em duas categorias, osteoporose primária e secundária.

* A osteoporose primária divide-se ainda em três tipos:

Tipo I - Osteoporose pós-menopáusica,

Tipo II - Osteoporose relacionada com a idade, e

Tipo III - Osteoporose idiopática.

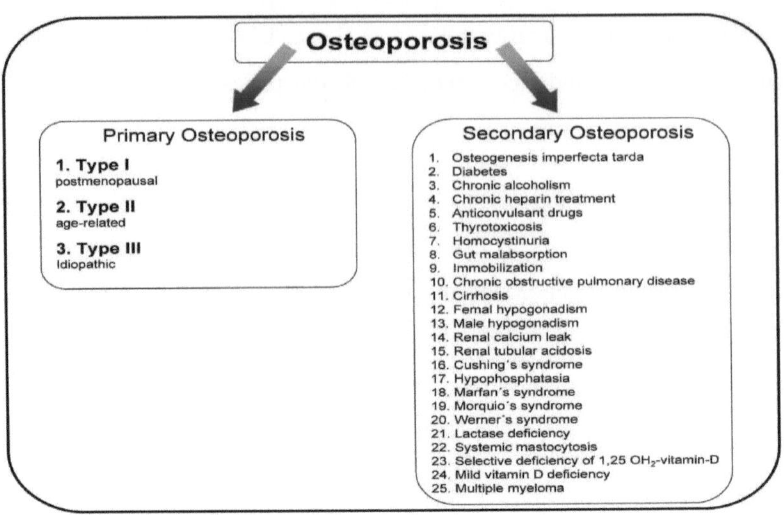

* A osteoporose secundária refere-se aos doentes em que é possível identificar um fator causal ou uma doença.

Depois dos 60 anos, quase um terço da população sofre desta doença. Ocorre em duas vezes mais mulheres do que homens. Esta doença é especialmente comum em mulheres pós-menopáusicas ou com antecedentes de ovariectomia. A falta de estrogénio aumenta a probabilidade de osteoporose e a adição de estrogénio é o tratamento mais eficaz para aumentar a absorção de cálcio nestas mulheres.

As alterações osteoporóticas nos maxilares são semelhantes às de outros ossos do corpo. A estrutura do osso é normal, mas as placas corticais tornam-se mais finas, o padrão ósseo trabecular mais discreto e ocorre uma desmineralização avançada. Como o metabolismo ósseo está comprometido, a osteointegração pode ser mais difícil de alcançar. No entanto, a osteoporose sistémica estabelecida não implica que o osso maxilar não seja adequado para a integração óssea, nem constitui uma contraindicação absoluta para a terapia com implantes. Embora tenha sido demonstrada uma correlação entre a perda óssea sistémica e a perda de densidade e quantidade do osso maxilar, não foi estabelecida uma ligação entre a osteoporose sistémica e a falha do implante.

A osteoporose ocorre frequentemente em mulheres pós-menopáusicas, mas **Dao et al. (1993)**[38] ao estudarem a associação entre mulheres pré-menopáusicas e pós-menopáusicas e o insucesso dos implantes, não encontraram uma taxa de insucesso mais elevada para os implantes colocados em mulheres com mais de 50 anos em comparação com mulheres com menos de 50 anos ou entre mulheres e homens com mais de 50 anos.

Nas mulheres na menopausa, os estrogénios, que são conhecidos por reterem o cálcio, podem ser adicionados como terapia de substituição hormonal. Num estudo que investigou o efeito da terapêutica de substituição de estrogénios, as mulheres pós-menopáusicas que não tomavam terapêutica de substituição de estrogénios tinham quase o dobro da taxa de insucesso dos implantes maxilares (13,6%) em comparação com outros grupos (8,1%, 6,3%, 6,3% e 7,6% para mulheres pós-menopáusicas mais terapêutica de substituição de estrogénios, mulheres pré-menopáusicas, homens < 50 anos e homens > 50 anos, respetivamente). **(Fujimoto,1998)**[39]

Becker et al. (2OOO)[40] mediram quantitativamente a perda óssea osteoporótica no rádio e no cúbito num grupo de pacientes com implantes dentários e não encontraram qualquer correlação entre a quantidade de osso do braço e as falhas dos implantes. Os autores sugeriram que a inspeção visual da qualidade do osso no local do implante era um melhor indicador do sucesso do implante.

August et al. (2001)[41] examinaram as diferenças entre os maxilares de mulheres na pré e pós-menopausa e encontraram mais falhas em mulheres na pós-menopausa com implantes maxilares, mas não com implantes mandibulares. Os autores verificaram que as mulheres pós-menopáusicas que não tomavam substitutos hormonais apresentavam as taxas de insucesso mais elevadas. Os autores argumentaram que, como a osteoporose afecta mais o osso trabecular do que o osso esponjoso e a maxila tem mais conteúdo ósseo trabecular do que a mandíbula, a maxila é mais suscetível aos efeitos da osteoporose sistémica.

Para os pacientes com osteoporose extrema, pode ser prudente ser cauteloso com o planeamento do tratamento com implantes maxilares.

Doença de Paget: A osteíte deformante ou doença de Paget do osso é uma doença crónica do esqueleto adulto em que áreas localizadas do osso se tornam hiperactivas, resultando na substituição da matriz óssea normal por um osso altamente vascularizado, amolecido e alargado. A doença de Paget é uma doença óssea localizada que pode ter uma distribuição generalizada, ao contrário de uma doença generalizada como o hipertiroidismo.

Quando a taxa de renovação óssea está aumentada, como acontece na doença de Paget, o novo osso é formado com menos ordem estrutural e aparece no exame histológico como um mosaico desorganizado de osso tecido e lamelar. O número de osteoclastos no osso pagético pode aumentar até dez vezes em comparação com o osso normal. Os osteoclastos do osso pagético também são muito maiores do que o normal e podem conter até 100 núcleos numa única célula, em comparação com três a dez núcleos num osteoclasto normal.

Não existe um tratamento específico para a doença de Paget e estes doentes estão predispostos a desenvolver osteossarcoma. Uma vez que estes doentes têm uma densidade óssea comprometida, os implantes orais estão contra-indicados nesta doença.

Mieloma múltiplo ***:*** O mieloma múltiplo é uma neoplasia de células plasmáticas que tem origem na medula óssea. Causa hipercalcemia, imunossupressão, anemia e trombocitopenia, uma vez que provoca uma destruição óssea generalizada. Não existe tratamento para o mieloma múltiplo e a doença é geralmente fatal, 2 a 3 anos após o seu aparecimento. Por conseguinte, os implantes estão contra-indicados.

Displasia fibrosa: A displasia fibrosa é uma anomalia do desenvolvimento do esqueleto em que o tecido conjuntivo fibroso substitui áreas de osso normal. Encontra-se duas vezes mais frequentemente nas mulheres do que nos homens.

A excisão das áreas displásicas fibrosas é frequentemente o tratamento de eleição. A radioterapia pode ser utilizada, mas existe a possibilidade de transformação maligna. Os implantes são contra-indicados na região desta doença. A falta de osso e o aumento do tecido fibroso diminuem a fixação rígida do implante, tornando-o mais suscetível a processos infecciosos locais. Estas infecções locais podem propagar-se através do osso e resultar em complicações mais avançadas.

- Sistema Nervoso Central :

Perturbações convulsivas: Os sintomas da epilepsia vão desde alterações da consciência e/ou da atividade motora até fenómenos sensoriais e comportamentos aberrantes. A forma mais comum de convulsão é o grande mal ou convulsão generalizada.

A avaliação médica do doente com perturbações convulsivas inclui um historial dos medicamentos prescritos e a frequência das convulsões durante a medicação. A maioria dos doentes com perturbações convulsivas está a tomar fenobarbital e/ou fenitoína (Dilantin) e deve ter crises muito pouco frequentes.

A terapêutica com fenitoína pode induzir hiperplasia gengival em cerca de 50% dos doentes com terapêutica prolongada. É mais comum em doentes mais jovens. O nível de formação de placa é crítico, uma vez que a gengivite é favorecida na sua presença. Não foi registada hiperplasia à volta de implantes dentários.

Um doente com historial de convulsões, mas sem ocorrência recente nos últimos anos, apresenta um risco reduzido. Os procedimentos cirúrgicos e de restauração dentária podem seguir o protocolo normal.

Os doentes com risco moderado são os que estão a tomar medicação, mas sem sintomas há mais de 1 ano. Os analgésicos não narcóticos são preferidos para os doentes que estão a receber medicamentos depressores do SNC, como o fenobarbitol e a primidona. As tetraciclinas são relativamente contra-indicadas para os doentes que tomam fenitoína, fenobarbital ou primidona, uma vez que aceleram a degradação hepática. É indicada uma profilaxia frequente contra a hiperplasia gengival. Os implantes dentários e as próteses relacionadas não são contra-indicados. No entanto, podem ser indicadas superfícies oclusais em ouro ou metal para diminuir o risco de fratura da porcelana e são indicados implantes adicionais para melhorar a distribuição do excesso de tensão e diminuir a fratura do pilar.

Os doentes com convulsões de grande mal que ocorram mais de uma vez por mês correm um risco elevado. As próteses suportadas por implantes estão contra-indicadas nestes doentes.

Doença de Parkinson: A doença de Parkinson é uma doença neurológica crónica progressiva causada pela neurodegeneração (predominantemente da substância negra) e que conduz a uma insuficiência de neurotransmissores dopaminérgicos. Três sintomas cardinais caracterizam a doença de Parkinson e causam incapacidade nos doentes: rigidez, tremor e bradicinésia. Para ajudar os doentes de Parkinson com capacidades motoras finas no que respeita à higiene oral em torno de implantes dentários, os auxiliares de higiene oral especialmente concebidos para estes indivíduos são uma ajuda adicional.

Heckmann et al. (2000)42 investigaram três pacientes com doença de Parkinson, tratados com implantes na região interforaminal como unidades de retenção para uma sobredentadura. O conforto do paciente e a capacidade de mastigação melhoraram significativamente nos três pacientes.

VIH: A imunodeficiência pode afetar a capacidade do doente para combater infecções e pode alterar a cicatrização de feridas após traumatismos ou cirurgias. A infeção pelo vírus da imunodeficiência humana (VIH) resulta em grandes alterações da função imunitária. À medida que a doença progride, o doente pode apresentar sinais e sintomas relacionados com a síndrome da imunodeficiência adquirida (SIDA), entre os quais lesões e infecções orais. Embora os avanços na terapêutica nos últimos 20 anos tenham alterado radicalmente as taxas de sobrevivência das pessoas com VIH, a doença continua a ser a principal causa de morte em todo o mundo. A utilização da terapia antirretroviral altamente ativa (HAART) resultou numa diminuição das taxas de mortalidade dos doentes com VIH. A HAART permitiu que muitas pessoas com VIH vivessem vidas longas e produtivas relativamente livres de complicações médicas. Isto significa que é provável que o dentista veja pacientes com VIH que desejem substituir os dentes em falta por restaurações suportadas ou retidas por implantes dentários.

Existe pouca investigação sobre os resultados dos implantes dentários em pacientes com VIH, para além de alguns relatos de casos e séries de casos que foram todos publicados após a utilização da HAART se ter tornado rotina. Todos estes relatórios demonstram que as taxas de sobrevivência dos implantes dentários são semelhantes às observadas em pacientes saudáveis em pacientes VIH positivos que utilizam protocolos HAART. Além disso, a taxa de complicações pós-operatórias nestes casos foi baixa, semelhante ao que seria de esperar numa população saudável. Parece que o VIH em si não é um fator etiológico importante na falha ou complicações do implante. No entanto, cada doente com VIH deve ser avaliado individualmente, uma vez que condições co-mórbidas como a hepatite ou outras infecções virais, discrasias sanguíneas, infecções oportunistas e certas formas de cancro podem contraindicar a terapia com implantes.

Strietzal et al. (2006)[43] apresentaram uma série de casos de 3 pacientes VIH positivos com contagens de células CD4+ entre 250 e 800/mL e carga viral inferior a 50/mL. Foi colocado um total de 10 implantes Frialit-2 sem procedimentos de aumento. Destes, apenas um implante falhou após 3 meses e foi substituído com sucesso. Dois pacientes receberam sobredentaduras retidas por íman na mandíbula e um paciente foi tratado com coroas unitárias. Todos os implantes e restaurações funcionaram com sucesso e não foram detectados sinais radiográficos nem clínicos de inflamação durante o período de observação (intervalo de 7 a 32 meses). Concluíram, assim, que os pacientes imunologicamente estáveis, portadores de VIH, em tratamento com HAART, podem ser considerados para reabilitação protética com implantes.

- *Medicamentos* :

o *Corticosteróides*

A utilização prolongada de corticosteróides gera uma perda sistémica de massa óssea e um atraso na cicatrização de feridas, podendo modificar a resposta do doente a uma infeção bacteriana. No entanto, existem poucos estudos que documentem o efeito dos corticosteróides especificamente no osso maxilar ou no processo de integração óssea nos maxilares.

Fujimoto et al. (1998)[39] estudaram implantes osseointegrados em coelhos e concluíram que os corticosteróides sistémicos tinham menos efeito na integração de implantes de titânio na mandíbula do que no osso esquelético. Além disso, embora não tenha sido demonstrado que a utilização de esteróides a longo prazo tenha um efeito deletério na gengiva e no tecido periodontal adjacente aos dentes, o efeito nos tecidos peri-implantares não foi documentado.

Atualmente, parece que a utilização prolongada de corticosteróides não constitui uma contraindicação para a colocação de implantes. Uma consideração mais importante é o estado do processo da doença para a qual os corticosteróides estão a ser administrados e o prognóstico para a saúde geral do doente.

o *Bisfosfonatos*

Os bisfosfonatos são uma categoria estabelecida de fármacos que funcionam como inibidores da reabsorção óssea ao deprimir a função dos osteoclastos. A eficácia destes agentes no tratamento e prevenção das complicações esqueléticas significativas associadas a estas condições teve um grande impacto positivo para os doentes e é responsável pela sua utilização generalizada na medicina. Apesar destes benefícios, a osteonecrose dos maxilares surgiu recentemente como uma complicação significativa num subgrupo de doentes que recebem estes medicamentos.

Em 2003 e 2004, os cirurgiões orais e maxilofaciais começaram a observar e a comunicar casos de necrose avascular (osteonecrose) da mandíbula e/ou da maxila relacionados com a utilização de bifosfonatos intravenosos de pamidronato (Aredia) e zoledronato (Zometa). Os bisfosfonatos orais são utilizados frequentemente para tratar a osteoporose e a osteopenia e incluem o alendronato (Fosimax), o etidronato (Didronel), o residronato (Actonel) e o tiludronato (Skelid). Os doentes sob tratamento com bifosfonatos orais apresentam um risco consideravelmente menor de osteonecrose do maxilar do que os doentes tratados por via intravenosa.

É necessário efetuar mais estudos para determinar com exatidão a incidência desta doença na população e para avaliar o risco associado à utilização prolongada dos medicamentos[44] . Considera-se que um doente sofre de osteonecrose da mandíbula relacionada com bisfosfonatos se apresentar as três caraterísticas seguintes

- Tratamento atual ou anterior com um bifosfonato
- Osso necrótico exposto na região maxilofacial que persiste há mais de 8 semanas
- Sem historial de radioterapia nos maxilares.

Um historial de utilização de bisfosfonatos orais na altura da colocação do implante foi associado à falha do implante dentário. Especificamente, as probabilidades de reportar a utilização de bisfosfonatos entre as mulheres com insucesso de implantes eram quase três vezes superiores às das mulheres sem insucesso de implantes. Embora a associação entre a utilização de bifosfonatos orais e a falha do implante dentário não tenha variado em função do comprimento do implante, houve evidência de que esta associação pode ser mais forte na maxila do que na mandíbula.

A evidência da associação entre a utilização de bifosfonatos orais e o insucesso dos implantes dentários é mista, com um estudo a encontrar uma associação e outros não. Um estudo universitário de revisão de prontuários de pacientes que identificou 11 pacientes em terapia com bifosfonato oral de 65 pacientes do sexo feminino que tinham implantes dentários colocados entre 1994 e 31 de dezembro de 2006, e relatou uma taxa de sobrevivência de implantes de 86% no grupo do bifosfonato em comparação com 95% no grupo não exposto.

Os resultados do estudo **Yip JK, Borrell LN et al. (2012)**[45] , consistentes com os de **Kasai et al.,** sugerem que as mulheres com falha do implante tinham uma maior probabilidade de reportar uma história de utilização de bifosfonatos orais em comparação com as que não tinham falha do implante. Esta associação manteve-se praticamente inalterada após o ajuste para caraterísticas selecionadas. Os resultados deste estudo sugerem o aumento do risco de falha do implante associado à utilização de bifosfonatos orais em determinadas populações de doentes. Os resultados também apoiam as recentes recomendações para a interrupção da terapêutica com bifosfonatos orais em utilizadores de longa duração de bifosfonatos orais durante 3-6 meses antes da inserção do implante e vários meses depois, para permitir a recuperação da remodelação óssea.

Entre os estudos que não encontraram uma associação, um estudo controlado simples-cego em 50 pacientes relatou uma taxa de sobrevivência de 100% no grupo dos bisfosfonatos e de 99,2% no grupo de controlo. **(Jeffcoat, 2006)**[46] .

- *Antibióticos :*

A utilização rotineira de pré-medicação antibiótica antes da cirurgia dentária não é geralmente recomendada, mas existem evidências contraditórias na literatura relativamente aos benefícios da pré-medicação para a cirurgia de implantes. Alguns estudos demonstraram que a utilização de antibióticos sistémicos antes da fase cirúrgica da colocação de implantes pode reduzir a ocorrência de infeção após a cirurgia e aumentar as taxas de sucesso da integração, enquanto outros estudos não encontraram esse efeito. No entanto, quase todos os autores sugerem a utilização de antibióticos pré-cirúrgicos em doentes com respostas reduzidas do hospedeiro, como os diabéticos, quando a cirurgia é longa e extensa.

Dent et al. (1997)[47] , numa análise de 2600 implantes, verificaram que a dosagem do antibiótico é importante e que as diretrizes sugeridas pela American Heart Association para a prevenção da endocardite bacteriana, ou as recomendações de Peterson, eram as mais adequadas. Lambert, num estudo de 3 anos sobre a influência do tabagismo no sucesso dos implantes, mostrou que a utilização de antibióticos em doentes fumadores é especialmente importante. Os dados mostraram que os doentes que fumavam e que não recebiam antibióticos no pré-operatório tinham 3 vezes mais probabilidades de falhar o implante. Quando os antibióticos foram utilizados, os autores verificaram que as taxas de insucesso para fumadores e não fumadores eram as mesmas. A razão para a melhoria dos resultados após o uso de antibióticos não é conhecida, mas teoriza-se que um local cirúrgico mais assético permite uma melhor integração óssea a nível celular.

A avaliação dos factores de risco do doente, a revisão da história clínica, incluindo alergias a medicamentos, o diagnóstico do local anatómico e da sua condição e a avaliação do procedimento dentário proposto são partes essenciais do processo de decisão da prescrição de antibióticos para procedimentos de implantes dentários. Recomenda-se que os doentes com risco de endocardite infecciosa e os doentes com próteses artificiais da anca e/ou do joelho sejam pré-medicados antes dos procedimentos dentários. As diretrizes para a pré-medicação oral são as seguintes:

- Profilaxia padrão: amoxicilina 2,0 g, 1 hora antes do procedimento
- Alérgicos à penicilina: clindamicina 600 mg, 1 hora antes do procedimento ou cefalexina 2,0 g ou azitromicina 500 mg ou claritromicina 500 mg.

o *Anticoagulantes :*

Os três principais anticoagulantes são a cumarina, a heparina e a aspirina. São normalmente prescritos para tratar uma série de doenças cardíacas ou vasculares, incluindo fibrilhação auricular, doença cardíaca isquémica, doença valvular cardíaca, válvulas cardíacas protésicas, pós-IAM, trombose venosa profunda, embolia pulmonar, acidente vascular cerebral e muitas outras.

Um recente Science Advisory da American Heart Association, do American College of Cardiology, da Society for Cardiovascular Angiography and Interventions, do American College of Surgeons e da American Dental Association recomendou a continuação da terapêutica com aspirina e clopidogrel para pequenos procedimentos cirúrgicos dentários em doentes com stents da artéria coronária ou o adiamento do tratamento até que o regime antiplaquetário prescrito esteja concluído, e alertou para o risco trombótico significativo da interrupção da terapêutica. O risco de enfarte agudo do miocárdio aumenta durante várias semanas após a interrupção da terapêutica com anti-inflamatórios não esteróides. No geral, os dados apoiam a conclusão de que, entre os doentes com síndrome coronária aguda, a interrupção do uso diário de aspirina aumenta o risco de resultados cardiovasculares clínicos adversos durante o primeiro mês após a retirada do medicamento.

Um cenário ligeiramente diferente apresenta-se com os doentes que tomam doses mais elevadas de aspirina (ou seja, >1 g/dia) pelas suas propriedades analgésicas ou anti-inflamatórias e necessitam de extracções dentárias. Estes indivíduos tomam geralmente doses mais elevadas de aspirina pelas suas propriedades analgésicas e/ou anti-inflamatórias e não têm preocupações antitrombóticas. Por conseguinte, em doentes que tomam aspirina como analgésico ou anti-inflamatório, o uso de aspirina pode ser interrompido antes de extracções dentárias ou cirurgia, uma vez que estes doentes não correm um risco conhecido de trombose. No entanto, existem vários estudos que indicam que o uso de aspirina pode ser continuado sem preocupação significativa de hemorragia dentária quando estão em vigor medidas hemostáticas locais.

- Radiação:

O objetivo da radioterapia é erradicar um tumor expondo-o a doses elevadas de radiação ionizante. No entanto, o curso da radioterapia é sempre acompanhado por um certo grau de danos transitórios ou permanentes nos tecidos.

Os efeitos orais do tratamento por radiação incluem xerostomia, mucosite, hipovascularização, fibrose, hipoxia e, mais grave ainda, osteorradionecrose, todos eles potenciais obstáculos ao sucesso do implante.

August et al. (1998)[48] , num estudo retrospetivo, concluíram que a radiação tumoricida passada já não constitui uma contraindicação absoluta para a colocação de implantes, mas é de esperar uma redução das taxas de sucesso, normalmente registadas em cerca de 70%, e a estabilidade a longo prazo dos implantes em osso irradiado ainda necessita de ser estudada.

A publicação de **Esposito et al. (1998)**[10] é um artigo de revisão baseado em evidências, utilizando meta-análise. Os autores chegaram à conclusão de que a irradiação em si não constitui uma contraindicação para a instalação de implantes. A taxa de insucesso dos implantes na mandíbula é de apenas

4,9%, pelo que não é excessivamente elevada. Doses superiores a 55 Gray parecem, no entanto, ser críticas para a sobrevivência do implante. Assim, pode ser necessário administrar oxigénio hiperbárico em doses de irradiação elevadas, ou por outras razões que não a sobrevivência do implante, como a cicatrização dos tecidos moles.

Para contrariar os efeitos da radiação no crescimento e remodelação óssea, a utilização da oxigenoterapia hiperbárica para melhorar a integração óssea. A oxigenoterapia hiperbárica aumenta o gradiente de oxigénio entre o sangue e os tecidos e melhora a capacidade de cicatrização dos tecidos irradiados, estimulando o crescimento capilar e a osteogénese. O tratamento consiste em respirar oxigénio pressurizado a 100% durante aproximadamente 90 minutos, em cerca de 20 sessões antes da cirurgia e 10 sessões depois da cirurgia. No entanto, muitos relatos de colocações de implantes bem sucedidas, especialmente na mandíbula, sem oxigenoterapia hiperbárica, demonstraram que esta não é necessária para uma integração bem sucedida.

Num estudo de controlo de casos, os dados de 26 doentes não irradiados, 32 doentes irradiados e 20 doentes irradiados que tinham sido submetidos a tratamento com oxigénio hiperbárico antes da instalação do implante foram comparados por **Granstrom et al. (1999)**[49] . O tempo médio de observação foi de 7,4 anos. Nos doentes irradiados foram observadas 53,7% de falhas de implantes em comparação com 13,5% para o grupo de controlo e 8,1% para os doentes irradiados tratados com oxigénio hiperbárico. Verificou-se uma diferença significativa entre os grupos irradiados em comparação com os grupos tratados com oxigenoterapia hiperbárica e o grupo de controlo.

Albrektsson et al. (1985)[50] sugeriram que, sem a terapia HBO, a cirurgia de implante deve ser adiada por 12 meses após a radiação para um sucesso ótimo com a integração do implante. No entanto, a necessidade de tratamento rápido para pacientes com tumores de cabeça e pescoço para restaurar a função, bem como uma potencial redução na expetativa de vida desses pacientes, dificulta o adiamento do tratamento.

Weischer e Mohr (1999)[51] relataram num estudo retrospetivo que acompanhou pacientes irradiados durante 9 anos e também concluíram que a irradiação não afecta significativamente a integração óssea. No entanto, os autores afirmaram que uma consideração importante era o facto de a prótese definitiva ser estritamente suportada por implantes ou uma combinação de implantes e tecidos suportados. Concluíram que o suporte de tecidos moles deve ser evitado, se possível, ou pelo menos minimizado, devido às complicações associadas a uma pior cicatrização dos tecidos moles.

HÁBITOS

- Fumar

Os doentes que fumam têm um risco acrescido de ocorrência e gravidade da doença periodontal. Além disso, o efeito deletério do tabaco na cicatrização de feridas após a extração de dentes está bem documentado. Por conseguinte, é de esperar um efeito negativo do consumo de tabaco no sucesso dos implantes, o que, de facto, foi comprovado por vários estudos. Especificamente, em vez de afetar o processo de integração, o efeito negativo do tabaco parece ocorrer após a segunda fase da cirurgia.

Bain e Moy (1993)[52] efectuaram uma avaliação retrospetiva de 2.194 implantes consecutivos do sistema Branemark colocados por um cirurgião entre 1984 e 1991. Os seus resultados revelaram uma taxa global de insucesso de 4,76% em não fumadores, contra 11,3% em fumadores. Mais interessante ainda, quando se considerou apenas a maxila, registaram-se 17,9% de falhas nos fumadores e apenas 7,3% nos não fumadores. A diferença na mandíbula foi menor, com 4,64% de insucesso nos fumadores e 2,4% nos não fumadores, com uma diferença significativa apenas na mandíbula anterior. As falhas dos implantes diminuíram com o aumento do comprimento do implante, mas na maxila houve uma taxa significativamente mais elevada nos fumadores com comprimentos de implante até 15 mm.

Bain e Moy[52] também encontraram diferenças entre fumadores moderados a pesados e fumadores ligeiros, estando o aumento do consumo de tabaco correlacionado com o aumento das taxas de insucesso dos implantes. Os autores verificaram que a prevalência de osso tipo IV era duas vezes superior entre os fumadores pesados em comparação com os não fumadores ou mesmo com os fumadores ligeiros. Os doentes que deixam de fumar tendem a reduzir os efeitos do tabaco na sobrevivência dos implantes, mas o período de tempo após a cessação que é necessário para uma melhoria significativa não foi suficientemente investigado.

Um estudo realizado por **Haas et al. (1996)**[53] concluiu que a peri-implantite era significativamente pior na maxila em fumadores do que em não fumadores, mas esta relação não foi encontrada na mandíbula. Os autores teorizaram que os tratamentos mandibulares tendem a utilizar mais frequentemente próteses sobre implantes e que, juntamente com a proteção da língua, as próteses proporcionam uma barreira física aos tecidos peri-implantares dos efeitos locais do fumo. Além disso, sabe-se que o tabaco reduz a densidade óssea sistémica e, consequentemente, há uma maior incidência de uma pior qualidade óssea nos maxilares dos fumadores. Os fumadores têm níveis significativamente mais elevados de osso tipo IV.

Kan et al. (1999)[54] , num estudo com 60 pacientes, referiram que o tabagismo era prejudicial para o sucesso dos implantes colocados em seios maxilares enxertados, independentemente da quantidade fumada.

Gründer et al. (1999)[55] avaliaram o desempenho clínico de 219 implantes Osseotite, que têm uma superfície rugosa de titânio comercialmente puro (CP) com ataque ácido duplo. 19 dos 74 pacientes eram fumadores, tendo declarado fumar uma média de 13,2 cigarros por dia. Utilizando o método de Kaplan-Meier, registaram uma taxa de sobrevivência global cumulativa de 98,6% aos 34 meses e não encontraram diferenças significativas nas falhas entre fumadores e não fumadores. Assim, concluíram que as superfícies rugosas condicionadas com ácido podem anular a influência do tabagismo e, atualmente, oferecem as taxas de sucesso mais elevadas documentadas em doentes fumadores.

Aumentar a previsibilidade do sucesso dos implantes dentários é outra razão pela qual os pacientes devem ser aconselhados a deixar de fumar permanentemente. Deve ser seguido o protocolo sugerido por **Bain et al. (1996)**[56] , que aconselha os pacientes a deixarem de fumar durante um mínimo de 1 semana antes e pelo menos 8 semanas após a cirurgia de implantes. Na investigação de Bain com fumadores que cumpriram este protocolo, as taxas de sucesso dos implantes a curto prazo foram semelhantes às dos pacientes que nunca fumaram. No entanto, para os fumadores intensos e de longa duração, é menos provável que a qualidade óssea melhore significativamente em tão pouco tempo e os pacientes devem ser informados sobre a taxa de sucesso reduzida que se espera, especialmente para os implantes maxilares.

As taxas de sucesso em fumadores também podem ser afectadas pelo tipo de parafuso de cobertura utilizado. **Schwartz-Arad et al. (2002)**[57] estudaram as complicações do tabagismo em pacientes com implantes e encontraram uma maior incidência de complicações em fumadores que tinham implantes com parafusos de cobertura altos, em oposição aos que tinham parafusos de cobertura planos. No entanto, a maioria das complicações não resultou em falhas durante a duração do estudo.

Yamauchi E, Hinode D (2006)[58] num estudo de mais de 70 variáveis do historial dentário e médico, em pacientes que receberam mais de 2000 implantes, encontrou significativamente mais falhas nos fumadores após a cirurgia de segunda fase. Após a carga, as diferenças entre fumadores e não fumadores não foram significativas, mas os pacientes não foram seguidos a longo prazo. O sucesso nos fumadores foi aumentado pela utilização de antibióticos pré-cirúrgicos e implantes revestidos a HA.

Yamauchi et al.[58] também realizaram um estudo longitudinal para avaliar a influência do tabagismo num grupo de pacientes com mais de 2900 implantes dentários endósseos. Os resultados não indicaram um insucesso precoce significativo após a cirurgia inicial, como seria de esperar, mas mostraram mais insucessos após a segunda fase da cirurgia. Os autores teorizaram que o efeito do tabaco na cicatrização após a colocação de implantes é diferente do efeito após a extração dentária, porque as feridas dos implantes são fechadas e a adaptação íntima do implante ao tecido ósseo não permite a mesma magnitude de interferência na cicatrização pela natureza vasoconstritora da nicotina.

Embora alguns estudos mais pequenos não tenham conseguido encontrar uma ligação entre o tabagismo e as falhas dos implantes, as provas destes estudos maiores são difíceis de ignorar. Depois de os implantes serem descobertos, os tecidos moles à sua volta são afectados negativamente pelo tabaco de uma forma semelhante à que afecta negativamente os tecidos periodontais. O tabagismo tem sido associado a um aumento da incidência de peri-implantite (bolsas profundas na mucosa à volta dos implantes dentários, inflamação da mucosa peri-implantar e aumento da reabsorção do osso peri-implantar). Após a revelação do implante, os fumadores tendem a ter taxas mais rápidas de perda óssea peri-implantar, especialmente no primeiro ano, em comparação com os não fumadores ou com os doentes que deixaram de fumar. Ainda não foi claramente estabelecido se esta perda óssea é significativa para o sucesso do implante.

Em geral, o tabagismo parece ter um impacto maior nos implantes maxilares do que nos implantes mandibulares.

- ***Álcool:***

A colocação de implantes dentários em pacientes viciados em drogas e álcool parece não ser sensata devido à falta de empenhamento do paciente na saúde a longo prazo e à capacidade questionável de manter os implantes. No entanto, do ponto de vista biológico, existem poucas provas de que as dependências químicas possam alterar a integração bem sucedida dos implantes.

Weyant (1994)[59] num estudo de 5 anos de pacientes com implantes, verificou que o abuso de álcool estava associado ao insucesso do implante e a um mau estado de saúde dos tecidos moles periimplantares.

- ***Bruxismo:***

Os hábitos parafuncionais (cerramento e bruxismo) foram identificados como preocupações no planeamento do tratamento com implantes devido ao aumento da pressão sobre os implantes, resultando em possível fadiga e fratura do metal e possível perda óssea circundante. A sobrecarga causada por uma conceção incorrecta da prótese ou por hábitos parafuncionais é considerada uma das principais causas de falhas tardias dos implantes.

Pacientes que usaram restaurações implanto-suportadas durante muitos anos, descobriram que o aumento do desgaste oclusal, normalmente um indicador da gravidade do bruxismo, não teve qualquer efeito na integração do implante e não resultou numa maior perda de osso à volta dos implantes. Em vez de considerar as forças oclusais excessivas em pacientes com hábitos parafuncionais como contra-indicações absolutas, muitos autores recomendaram a tentativa de atenuar essas forças.

Os métodos sugeridos incluem a educação dos pacientes sobre os hábitos, a colocação de um maior número de implantes, a colocação de implantes maiores, o planeamento da colocação de implantes para reduzir a sobrecarga de flexão, evitar a utilização de cantilevers, utilizar terapia de aparelhos para o bruxismo, aumentar os intervalos de tempo durante as fases de restauração protética para proporcionar mais oportunidades para técnicas de carga progressiva, prestar uma atenção diligente ao desenho do contacto oclusal e utilizar dentes de resina acrílica na prótese.

Foi encontrada uma associação entre a perda de osseointegração de implantes dentários e actividades parafuncionais, como o bruxismo **(Naert et al, 1992)**[60] . Embora sejam necessários mais dados, parece atualmente que o bruxismo é um fator de risco para a manutenção da osseointegração ao longo do tempo.

- Impulso da língua:

O impulso da língua parafuncional é a força não natural da língua contra os dentes durante a deglutição. Embora a força de impulso da língua seja de menor intensidade do que noutras forças parafuncionais, é de natureza horizontal e pode aumentar a tensão no local gengival do implante. Se os dentes naturais foram perdidos como resultado de uma posição ou movimento aberrante da língua, o implante está em risco durante a cicatrização inicial e a carga protética precoce.

FENÓMENO DE AGRUPAMENTO:

Embora nenhuma das condições acima referidas constitua uma contraindicação absoluta para a terapia com implantes, uma combinação de factores de risco pode ser. **Weyant e Burt (1993)**[61] , num estudo de quase 600 pacientes que receberam implantes, descobriram que se um paciente tivesse uma falha de implante, havia uma probabilidade de 30% de ter pelo menos uma outra falha. Estes estudos implicam que existe um determinante sistémico da sobrevivência do implante que não existe, ou um determinante de insucesso que está presente em alguns doentes. Até à data, estes determinantes críticos dos doentes de alto risco não foram identificados ou compreendidos.

Ekfeldt et al. (2001)[62] estudaram um grupo de pacientes com implantes que tiveram múltiplas falhas de implantes, na esperança de identificar pacientes em risco antes do tratamento. Os autores denominaram a ocorrência de múltiplas falhas de implantes como o "fenómeno de cluster". Concluíram que, embora nenhum fator de risco fosse crítico, a combinação de vários factores, como a diabetes, a osteoporose, os medicamentos em curso, a depressão mental, os movimentos parafuncionais da mandíbula e os hábitos tabágicos intensos poderiam constituir uma contraindicação. No entanto, as condições anatómicas locais foram os maiores preditores de sucesso.

FACTORES LOCAIS

- Osso disponível[63] :

As considerações qualitativas e quantitativas do osso devem ser avaliadas antes da colocação do implante. A quantidade de osso disponível e a posição das estruturas anatómicas definem, em última análise, os desenhos do implante a utilizar e a sua localização na arcada.

O osso disponível descreve a quantidade de osso na área edêntula considerada para implantação. É medido em altura, largura, comprimento, angulação e espaço em altura da coroa. ***(Fig. 1)***

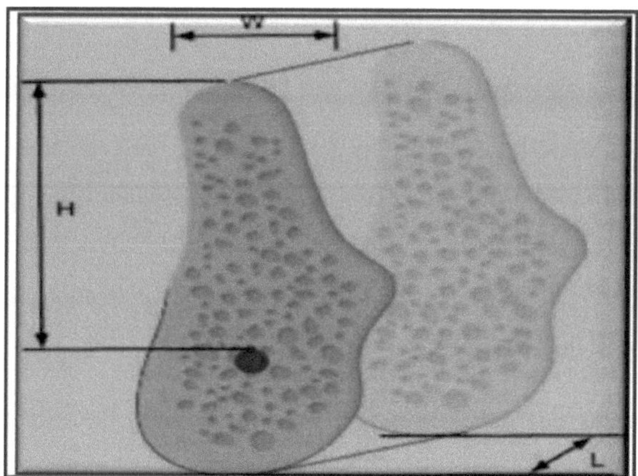

Fig. 1. Osso disponível medido em altura, largura e comprimento.

>*Altura óssea disponível:* A altura óssea disponível é primeiramente estimada por avaliação clínica e radiográfica nas regiões edêntulas, onde são necessários pilares de implantes para a prótese pretendida. A altura óssea pode ser reduzida devido à reabsorção residual do rebordo ou à presença de estruturas anatómicas opostas. A altura óssea mínima sugerida para uma sobrevivência previsível do implante endosteal a longo prazo é de 12 mm para um implante de 10 mm. Este requisito

de altura mínima pode ser reduzido no osso muito denso (D1). Em caso de diminuição da altura óssea, pode ser utilizado um implante curto com um diâmetro mais largo, ou o número de implantes colocados pode ser aumentado, sempre que possível.

- *Largura do osso disponível:* Se a altura adequada estiver disponível, o critério seguinte mais importante que afecta a sobrevivência a longo prazo dos implantes endósteos é a largura do osso disponível. Os implantes de 4 mm de diâmetro crestal requerem mais de 6 mm de largura óssea para garantir uma espessura óssea e um fornecimento de sangue suficientes à volta do implante para uma sobrevivência previsível. Estas dimensões proporcionam mais de 1 mm de osso em cada lado do implante na crista. Se esta quantidade de osso não for deixada, pode ocorrer perda óssea e deiscência, levando ao fracasso do implante.

- *Comprimento do osso disponível:* O comprimento mesiodistal do osso disponível numa área edêntula é frequentemente limitado por dentes ou implantes adjacentes. Regra geral, o implante deve estar a, pelo menos, 1,5 mm de um dente adjacente e a 3 mm de um implante adjacente. Se o implante invadir este espaço, acabará por conduzir ao fracasso do implante.

- *Angulação do osso disponível:* É o quarto fator determinante do osso disponível. Raramente a angulação óssea permanece ideal após a perda dos dentes. Na arcada edêntula anterior e na mandíbula posterior, os rebaixos labiais e a fossa submandibular, respetivamente, obrigam a uma maior angulação dos implantes ou à correção do local antes da inserção.

- *Espaço da altura da coroa:* É definido como a distância vertical entre a crista do rebordo e o plano oclusal. Afecta o aspeto da prótese final e a quantidade de força exercida sobre o implante e o osso da crista circundante durante a carga oclusal. O espaço da altura da coroa pode ser considerado um cantilever vertical. Qualquer direção de carga que não esteja no eixo longo do implante irá aumentar as tensões na crista da interface implante-osso e também nos parafusos do pilar na restauração. Quanto maior for o espaço em altura da coroa, maior será o momento de força ou braço de alavanca com qualquer força lateral ou cantilever. Em termos estéticos, é menos provável que a prótese substitua as coroas anatómicas únicas dos dentes naturais quando existe um espaço maior na altura da coroa. A ausência de um ligamento peri-implantar significa que as tensões osso-implante não podem ser geridas através do aumento da altura do implante. Por conseguinte, à medida que o espaço da altura da coroa aumenta, deve ser inserido um maior número de implantes ou implantes mais largos para contrariar o aumento da tensão. Para um implante ideal

plano de tratamento, o espaço da altura da coroa deve ser igual ou inferior a 15 mm para condições ideais.

Misch e Judy (1985) estabeleceram quatro divisões básicas do osso disponível.

Divisão A (Abundant Bone)

Divisão B (Osso Mal Suficiente)

Divisão C (Osso comprometido)

Divisão D (Osso Deficiente)

A crista edêntula **da Divisão A** oferece osso abundante em todas as dimensões. Os implantes com forma de raiz da Divisão A são utilizados de forma óptima e, na maioria das vezes, como suporte independente para a prótese.

O osso **da divisão B** pode proporcionar uma largura adequada para implantes endósteos mais estreitos e de pequeno diâmetro em forma de raiz. A largura e a área de superfície reduzidas requerem normalmente a inclusão de implantes adicionais no desenho da prótese final. A divisão B pode ser alterada para divisão A através de aumento ou osteoplastia.

A crista edêntula **da Divisão C** exibe uma reabsorção moderada e apresenta factores mais limitantes para implantes endósteos previsíveis. A decisão de restaurar com implantes endósteos ou de melhorar a divisão óssea através de um aumento antes da colocação do implante é influenciada pela prótese, pelos factores de força do paciente e pelos desejos do paciente.

O rebordo edêntulo **da Divisão D** corresponde a perda óssea basal e atrofia grave, resultando em canais mandibulares deiscentes ou numa maxila completamente plana. O paciente necessita frequentemente de um aumento com osso autógeno antes da reconstrução com implantes e próteses. Se as condições existentes não permitirem um resultado final previsível, a mente ou a boca do paciente devem ser modificadas. Por exemplo, as expectativas do paciente têm de ser reduzidas, ou o osso tem de ser aumentado para melhorar a altura e a largura e alterar a divisão, de modo a que o suporte do implante a longo prazo e o desenho protético sejam compatíveis.

São necessários procedimentos avançados de aumento para reconstruir o osso perdido e colocar os implantes numa posição protética. Dependendo do tamanho e da morfologia do defeito, podem ser utilizados vários procedimentos de aumento. Estes procedimentos foram categorizados de acordo com a dimensão do defeito: Horizontal ou Vertical.

Os métodos utilizados para aumentar as deficiências ósseas horizontais e verticais incluem enxertos de osso particulado e enxertos de osso monocortical. Os seguintes procedimentos foram relatados por **Chiapasco et al.**[64] para o aumento do rebordo alveolar: Regeneração óssea guiada; enxertos ósseos onlay autógenos; elevação do assoalho do seio maxilar; enxertos inlay, incluindo elevação nasal, enxertos inlay mandibulares e osteotomia Le Fort I com enxertos interposicionais; divisão óssea para expansão do rebordo; osteogénese de distração; e retalhos revascularizados.

- Densidade óssea:

A densidade óssea é um fator determinante para o sucesso clínico. Um implante colocado num osso compacto e denso tem mais probabilidades de assegurar a estabilidade inicial. A análise da frequência de ressonância indicou que os implantes são tão estáveis no momento da colocação como 3-4 meses após a operação, quando colocados em osso denso **(Friberg et al., 1999)**[65] **.** As taxas de insucesso clínico mais elevadas foram registadas na parte posterior do maxilar, onde a densidade óssea é menor.

Linkow em 1970[66] classificou a densidade óssea em três categorias.

Classe I: Consiste em trabéculas uniformemente espaçadas com pequenos espaços cancelados

Classe II: Consiste em espaços esponjosos ligeiramente maiores com menor uniformidade do padrão ósseo

Classe III: Existem grandes espaços preenchidos por medula óssea entre as trabéculas ósseas

Em 1988, **Misch** classificou a densidade óssea em

D1 - Osso cortical denso.

D2 - Osso cortical espesso, denso a poroso, na crista e osso trabecular grosseiro no interior.

D 3 - Osso cortical poroso fino na crista e osso trabecular fino no interior.

D 4 - Osso trabecular fino.

D 5 - Osso imaturo, não mineralizado

Determinação da densidade óssea por TC	
D1:	>1250 unidades Hounsfield
D2:	850 a 1250 unidades Hounsfield

D3:	350 a 850 unidades Hounsfield
D4:	150 a 350 unidades Hounsfield
D5:	<150 unidades Hounsfield

O osso cortical denso de D1 é o osso mais forte, aproximadamente 10 vezes superior ao osso D4, e é o mais difícil de preparar. O osso D2, cortical espesso e poroso e trabecular grosseiro, é duas vezes mais forte do que o osso D3 e é ideal para o suporte de implantes. O osso tipo D1 cicatriza com uma interface óssea lamelar e tem a maior percentagem de osso nas regiões de contacto com o corpo do implante. O osso do tipo D2 cicatriza com osso tecido e lamelar, está adequadamente mineralizado aos 4 meses e tem frequentemente cerca de 70% de osso no contacto inicial após a cicatrização com o corpo do implante.

Em caso de diminuição da densidade óssea, o stress sobre o osso pode ser reduzido:

A. Diminuição do comprimento do cantilever

B. Reduzir o desenho da mesa oclusal.

C. Implantes mais largos

D. Revestimentos HA

- ***Profundidade do vestíbulo***

Um vestíbulo pouco profundo é frequentemente o resultado de uma reabsorção óssea substancial. Nestes casos, o resultado estético é difícil de obter e a manutenção da higiene oral também é problemática. Podem ser efectuados procedimentos de vestibuloplastia e de aumento do rebordo para aumentar a profundidade do vestíbulo.

- ***Tamanho da língua***

O tamanho da língua pode aumentar com a perda de dentes. A língua acomoda frequentemente o espaço disponível, pelo que um doente que não usa prótese mandibular apresenta frequentemente uma língua maior do que o normal. A colocação de implantes e de dentes protéticos num doente com estas caraterísticas resulta num aumento da força lateral, que pode ser contínua. Além disso, o doente queixa-se de espaço inadequado para a língua e pode mordê-la durante a função.

- **Tomada infetada**

Os implantes dentários podem falhar devido a:

1) Colocação do acessório num alvéolo infetado (colocação imediata do implante)

2) Uma lesão patológica existente (por exemplo, quisto); ou

3) Migração da infeção de um dente vizinho através do espaço medular.

Durante a fase inicial de osseointegração, o implante é particularmente vulnerável à infeção de uma lesão endodôntica adjacente. Foi sugerido que um implante não tem a capacidade de resistir a qualquer desafio bacteriano durante a primeira fase da osteointegração e que uma lesão endodôntica pode viajar através dos espaços medulares e contaminar um implante adjacente. Esta vulnerabilidade poderia ser explicada pela ausência de um ligamento periodontal e pelo facto de, após a colocação de um implante, o osso interfacial sofrer reabsorção, tal como proposto por **Branemark et al.**

Outra situação que pode levar ao insucesso é a colocação imediata de um implante num alvéolo infetado devido à presença prévia de um dente infetado (endodonticamente ou periodontalmente). A colocação de um implante num alvéolo com uma lesão crónica não resulta necessariamente em insucesso se forem tomadas certas precauções. Aconselha-se a remoção completa do fator causal (o dente) com um desbridamento cuidadoso e minucioso do alvéolo, para além da utilização de antibióticos durante um mínimo de 2 dias no pré-operatório e mantidos durante 10 dias no pós-operatório, para reduzir ou eliminar as hipóteses de contaminação bacteriana, de modo a que as células hospedeiras lidem com a situação residual.

Além disso, a colocação de um implante numa cavidade quística ou na sua proximidade não implica necessariamente uma falha imediata do implante. Mais tarde, pode ficar comprometido devido à expansão do quisto. Em conclusão, através de um exame adequado e cuidadoso do paciente e dos locais pretendidos para os implantes, o cirurgião pode melhorar a taxa de sucesso dos implantes dentários, evitando situações como a colocação em locais infectados.

- Tecido mole (qualidade gengival):

o Biótipo gengival: Dois biótipos periodontais distintos foram descritos por Olsson e Lindhe[67] . ***(Fig. 2)***

-Periodonto fino e recortado

-Periodonto espesso e plano

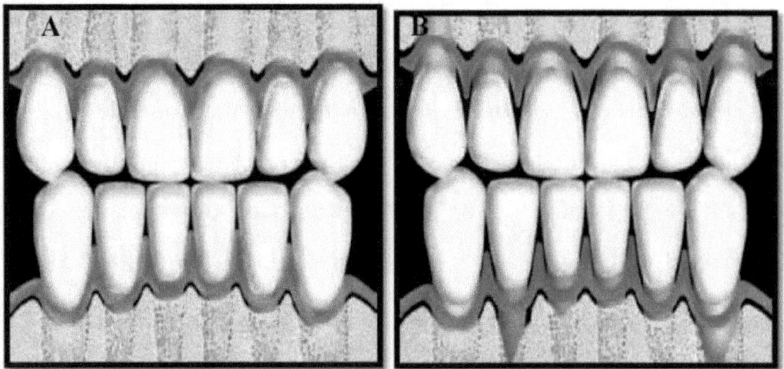

Fig. 2. A) Uma ilustração que mostra as caraterísticas do biótipo de tecido plano espesso. B) Uma ilustração que mostra as caraterísticas clínicas do biótipo de tecido fino recortado.

Periodonto fino e recortado: Tem uma arquitetura periodontal positiva pronunciada com uma cortina de tecido mole delicada e friável. O tecido mole aderido é mínimo e a deiscência óssea e os defeitos de fenestração caracterizam a estrutura óssea subjacente. Este tipo periodontal tem sido associado a uma morfologia dentária específica caracterizada por coroas anatómicas triangulares com pequenos contactos interdentários no terço incisal. As coroas clínicas ou são planas na área cervical ou emergem com convexidades subtis. O periodonto fino e recortado reage a intervenções cirúrgicas ou protéticas com recessão dos tecidos moles, migração apical da inserção e perda do volume alveolar subjacente.

Num doente com um periodonto fino e recortado, as intervenções cirúrgicas e de restauração envolvidas na terapia estética com implantes resultarão num certo grau de recessão dos tecidos moles. Além disso, a placa vestibular maxilar fina subjacente à cortina de tecido mole friável está predisposta à formação de defeitos secundários à remodelação e reabsorção do osso após a remoção do dente ou preparação da osteotomia e colocação do implante.

O cirurgião deve considerar a realização de procedimentos de regeneração óssea guiada sempre que forem observadas áreas finas na placa vestibular durante a remoção do dente ou a colocação do implante. Isto evitará complicações estéticas tardias e inesperadas relacionadas com a remodelação e reabsorção do osso alveolar da crista com a exposição de uma parte do implante.

Quanto mais fibrosa for a gengiva, melhores serão os resultados. A gengiva demasiado fina é mais difícil de manipular e nem sempre disfarça as peças metálicas do implante e do pilar.

Periodonto espesso e plano: Um tecido mole relativamente plano e uma arquitetura óssea caracterizam o periodonto espesso e plano. Existe uma disparidade significativamente menor entre os níveis de tecido mole marginal vestibular e interproximal quando comparado com o periodonto fino e recortado. A cortina de tecido mole é densa e fibrótica, e há uma abundância de tecido mole aderido. A forma óssea subjacente é composta por osso espesso e denso. As coroas anatómicas quadradas que apresentam convexidades bulbosas no terço cervical caracterizam a forma dentária associada. Os pontos de contacto e as zonas de ligação entre as coroas clínicas são grandes e estendem-se frequentemente até à área do terço cervical. Como consequência, as papilas interdentais são curtas em comparação com as encontradas no periodonto fino e recortado. O periodonto espesso e plano resiste à recessão, mas pode reagir a insultos cirúrgicos e restauradores com a formação de bolsas.

O cirurgião que planeia a terapia com implantes para um doente com um periodonto espesso e plano deve ter em atenção que, embora os tecidos moles fibróticos resistam à recessão, estão predispostos a formar entalhes e cicatrizes inestéticos que podem comprometer os resultados estéticos e funcionais finais.

o Gengiva aderente:

Tal como acontece com os dentes naturais, é questionável se a mucosa alveolar fornece tecido mole adequado adjacente aos implantes ou se é necessário epitélio queratinizado.

As observações clínicas sugerem que a presença ou ausência de gengiva aderente à volta dos implantes não parece afetar a saúde dos tecidos moles a longo prazo, a perda óssea ou as taxas de sobrevivência dos implantes. No entanto, quando a mucosa alveolar rodeia diretamente os pilares, o trauma crónico resultante da influência muscular em maxilares severamente reabsorvidos pode causar irritação marginal.[68]

Um estudo longitudinal de 5 anos efectuado por **Schoo e van der Veldon (1985)**[69] indicou que a mucosa alveolar à volta dos dentes não é mais suscetível de desenvolver recessão ou inflamação do que a gengiva anexa. Foram efectuadas observações semelhantes por **Krekeler et al. (1985)**[70] relativamente aos tecidos moles à volta dos implantes.

Han et al. (1995)[71] , num relato de caso, referiu que a substituição da mucosa não queratinizada e não aderente por gengiva queratinizada proporcionava uma gengiva aderente à volta dos implantes que era mais saudável e mais resistente à inflamação. **Azzi et al. (2002)**[72] indicaram que é necessária uma zona adequada de gengiva aderida à volta de restaurações anteriores para ocultar a junção entre um implante e uma restauração.

Um estudo comparativo efectuado por Wennstrom et al. (1994)[73] , centrado em implantes colocados em tecidos queratinizados, tecidos não queratinizados e tecidos moles móveis, indicou que a ausência de mucosa mastigatória aderente à volta de um implante não prejudicava a manutenção de tecidos moles saudáveis.

Foi sugerido que existe uma relação entre a falha do implante e a ausência de uma faixa adequada de mucosa queratinizada. Ao redor do implante, a mucosa deve resistir ao insulto e à penetração bacteriana. Além disso, os insucessos tardios que ocorrem como resultado de peri-implantite (função infecciosa defeituosa da etiologia) ocorrem devido aos tecidos moles. Por conseguinte, os tecidos marginais peri-abutment devem constituir uma barreira funcional entre o ambiente oral e o osso do hospedeiro por trauma térmico e mecânico. A perda gengival leva a uma recessão contínua à volta do implante com subsequente perda óssea. Isto conduzirá a uma falha do tipo tecido mole. ***(Fig. 3).*** Pelo contrário, foi afirmado que a mucosa queratinizada ou a presença de placa dentária não parece estar relacionada com a falha do implante, mas a sua presença pode facilitar os procedimentos de higiene do doente.

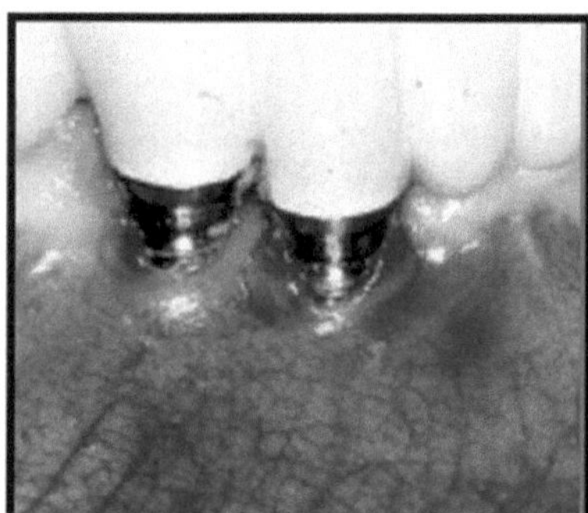
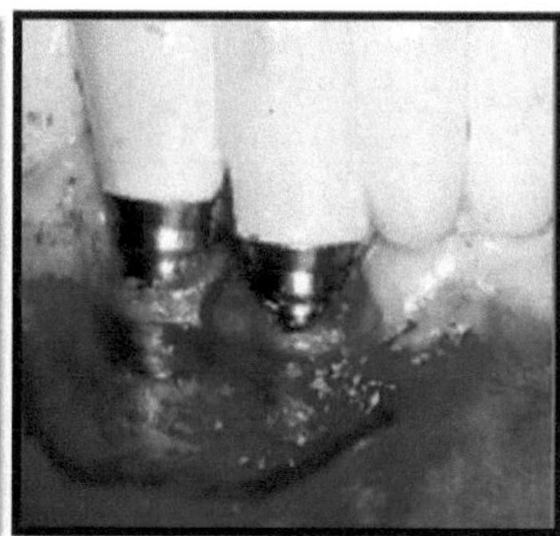

Fig 3- Ausência de tecido aderente queratinizado

Em conclusão, a relação entre a mucosa queratinizada e o insulto bacteriano e a facilitação dos protocolos de higiene e as falhas dos implantes dentários não é clara. É necessária mais investigação para determinar a relação exacta entre a mucosa queratinizada e a falha do implante.

- Papila dos dentes adjacentes:

A presença ou ausência da papila interproximal é uma grande preocupação para os periodontistas, dentistas restauradores e para os pacientes. A perda da papila pode levar a deformações estéticas, problemas fonéticos e impactação lateral de alimentos. ***(Fig. 4, 5)***

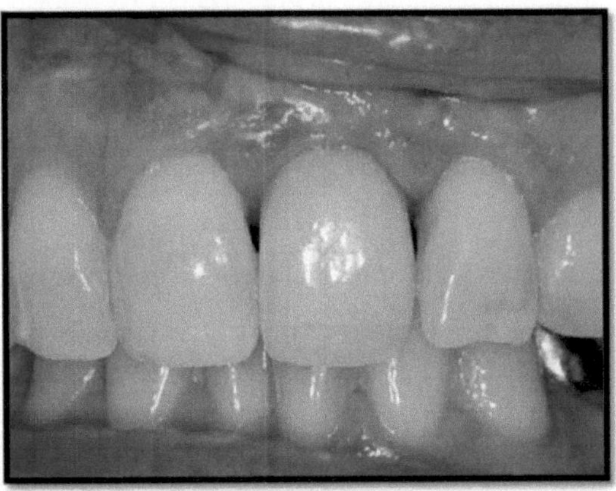

Fig. 4- A complicação estética mais comum é a cobertura inadequada dos tecidos moles à volta de uma coroa de implante. O incisivo central esquerdo do paciente apresenta espaços interproximais negros.

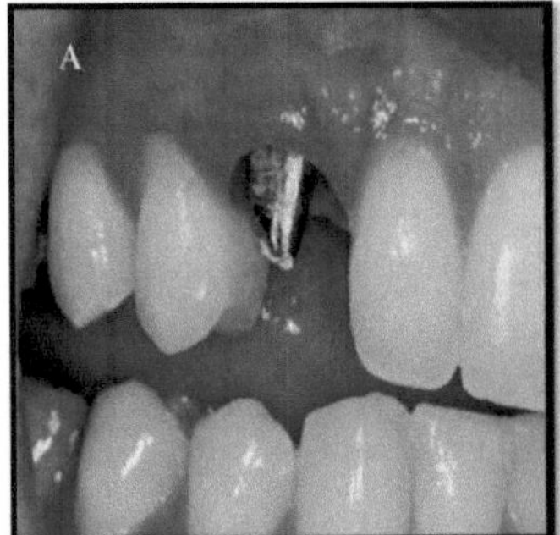

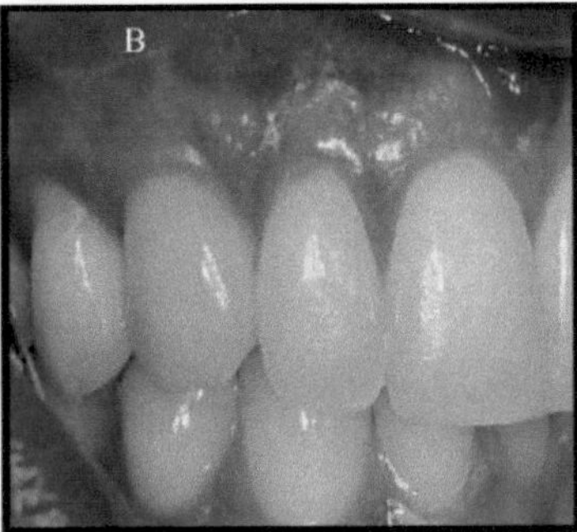

Fig.5 Uma solução protética para a altura inadequada da papila consiste em diminuir o contacto interproximal da coroa através da

remodelação dos dentes adjacentes. B, A coroa de implante do canino preenche o espaço e elimina os espaços interdentários causados pela falta de altura da papila.

Tarnow e colaboradores[74] correlacionaram a perda de tecidos moles interdentários com a distância em altura entre a base do contacto e a crista óssea interdentária. Verificaram que quando essa dimensão era de 5mm ou menos, a papila interdental preenchia o espaço gengival em 100% das vezes. Quando esta distância é aumentada para 6mm ou 7mm, é expetável que a papila interdentária preencha o espaço gengival em 56% e 27% das vezes, respetivamente. Esta classificação é considerada o parâmetro clínico definitivo para prever a presença da papila à volta dos implantes dentários em situações de um só dente e não entre dois implantes.

*** Condição periodontal**

O tratamento com implantes em pacientes com doença periodontal tem sido objeto de muitos estudos. De um ponto de vista microbiológico, os implantes em pacientes com doença periodontal nos dentes remanescentes têm uma microbiota mais patogénica do que os pacientes completamente desdentados.

É possível tirar uma série de conclusões importantes comparando a microbiologia dos implantes e dos dentes[75] :

a. Os resultados microbiológicos em implantes saudáveis são semelhantes aos de dentes saudáveis;

b. Os resultados microbiológicos em implantes infectados são semelhantes aos dos dentes com doença periodontal;

c. Os indivíduos em risco de doença periodontal também estão em risco de peri-implantite;

d. Os dentes com doença periodontal podem contaminar os implantes na mesma boca.

Embora a presença de condições periodontais não seja uma contraindicação absoluta para a colocação de implantes, a eliminação da doença periodontal ativa deve ser um passo obrigatório na preparação de um doente para o tratamento com implantes.

Um estudo de **Gouvossis et al. (1997)**[76] apoia a proposta de que a transmissão de organismos periodontopáticos de locais de periodontite para locais de implantes na mesma boca é um acontecimento provável. Chama a atenção do clínico para a potencial infeção cruzada dos locais de periodontite para os locais de implante. Além disso, em estudos microbiológicos transversais de locais de implantes com falhas, os dados sugerem perfis microbianos semelhantes entre estes locais e os das bolsas de periodontite.

Numa revisão sistemática, **Schou et al. (2006)**[77] analisaram os dados de dois estudos de coorte retrospectivos com acompanhamento de 5 e 10 anos, incluindo um total de 33 pacientes com perda de dentes devido a periodontite e 70 pacientes com perda de dentes não associada a periodontite. Não se registaram diferenças significativas na sobrevivência da superestrutura. No entanto, um número significativamente maior de pacientes foi afetado por peri-implantite após 10 anos e ocorreu um aumento significativo da perda óssea peri-implantar após cinco anos em pacientes com perda dentária devido a periodontite.

Karoussis et al. (2007)[78] , numa revisão crítica de 15 estudos prospectivos, não encontraram diferenças estatisticamente significativas na sobrevivência dos implantes a curto e a longo prazo entre pacientes com história de periodontite crónica e indivíduos periodontalmente saudáveis. No entanto, os estudos a curto prazo enfatizaram um programa de manutenção individualizado rigoroso após a colocação do implante. Os estudos a longo prazo mostraram um aumento das profundidades de sondagem, da perda óssea peri-implantar e da incidência de periimplantite.

Uma revisão crítica efectuada por **Heitz-Mayfield (2008)79** concluiu que, embora os estudos sobre a terapia com implantes em pacientes com uma história de perda dentária associada à periodontite variassem em termos de conceção, duração do acompanhamento, definição da população de pacientes no que diz respeito ao estado periodontal, medidas de resultados e regimes de terapia periodontal de apoio, bem como variáveis de confusão, tais como o tabagismo e o momento das medições de base, os pacientes com uma história de periodontite apresentavam um maior risco de doença peri-implantar.

- Má higiene oral:

Foi estabelecida uma relação direta entre a acumulação de placa dentária e o aparecimento e progressão da gengivite. Subsequentemente, a placa dentária é um dos principais factores que conduzem ao fracasso do implante. Uma vez que as fibras do tecido conjuntivo supra-ósseo estão orientadas paralelamente à superfície do implante, esta é suscetível à acumulação de placa bacteriana e à entrada de bactérias, ou seja, à perda espontânea do selamento perimucoso e a um aumento do número de espiroquetas que libertam enzimas proteolíticas que dissolvem a fibrina, enzimas do tipo tripsina que perturbam a adesão entre células e produtos finais metabólicos que são citotóxicos para os tecidos gengivais. Para além disso, a natureza da superfície do implante parece influenciar a colonização bacteriana. Isto explicaria as diferentes respostas dos diferentes sistemas de implantes à placa dentária. ***(Fig. 6)***

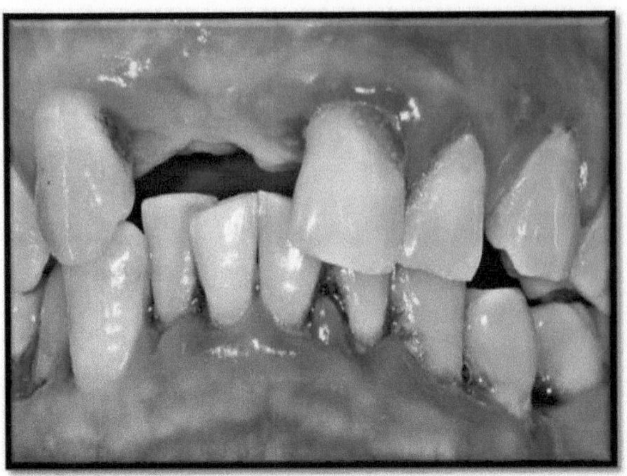

Fig.6- Má higiene oral

Recomenda-se que o doente seja reavaliado frequentemente, de preferência com um intervalo mínimo de 3 meses. Devem ser realizados índices periodontais, sangramento à sondagem e avaliação radiográfica, utilizando-se sondas com pontas plásticas para verificação da profundidade das bolsas. O desbridamento dos tecidos moles deve ser realizado com curetas plásticas e pontas plásticas (quando indicado) para bisturis ultra-sónicos, e devem ser utilizados antimicrobianos tópicos e sistémicos. Por fim, deve ser elaborado um programa de manutenção bem definido.

CAPÍTULO 8. COMPLICAÇÕES E INSUCESSOS CIRÚRGICOS

I. Seleção incorrecta do implante

- Tipo de implante inadequado em tipo de osso inadequado

A tecnologia moderna proporcionou aos cirurgiões dentários e implantologistas uma variedade de sistemas e desenhos de implantes. Isto permitiu aos cirurgiões colocar os implantes em todos os tipos de osso e em todos os locais da arcada com uma taxa de insucesso mínima, desde que sejam feitas as escolhas corretas para melhor se adaptarem ao futuro local do implante. As considerações qualitativas e quantitativas do osso devem ser avaliadas antes da colocação do implante. A quantidade de osso disponível e a posição das estruturas anatómicas definem, em última análise, os desenhos do implante a utilizar e a sua localização na arcada. Os implantes de titânio raramente são colocados mais distalmente do que o local do segundo pré-molar devido à fraca qualidade do osso frequentemente encontrado no maxilar.

Em locais de rotina com qualidade óssea de tipo I e tipo II, o clínico pode utilizar confortavelmente implantes de titânio sem a necessidade do risco potencial acrescido dos produtos de hidroxiapatite (HA). No entanto, existe uma área significativa em que os implantes revestidos com HA parecem superar significativamente os produtos de Ti, nomeadamente, osso tipo III e tipo IV. Isto deve-se ao facto de vários autores terem referido que a formação e a maturação óssea ocorrem a um ritmo mais rápido e em períodos mais precoces em implantes revestidos com HA do que em implantes não revestidos. Os implantes revestidos com HA têm 66,3% das suas superfícies diretamente em contacto com o osso, enquanto os implantes de titânio revestidos com grão têm apenas 50,2% das suas superfícies em contacto com o osso.

Numa comparação entre implantes de Ti não revestidos com parafuso e cilíndricos e implantes revestidos com HA, verificou-se que o desenho do parafuso tinha um maior contacto de superfície com o mesmo comprimento total do implante, enquanto os implantes HA tinham uma maior percentagem de osso ao longo do seu comprimento do que ambos os implantes de Ti não revestidos. Por conseguinte, o implante tipo parafuso de titânio foi recomendado na mandíbula anterior quando a profundidade excedia 12 mm e a camada cortical era espessa e densa. O parafuso revestido a HA foi recomendado no maxilar anterior e na mandíbula posterior quando a profundidade era superior a 10 mm, e quando a camada cortical era mais fina e a camada de esponja menos densa (osso tipo 2 ou 3, ou D2, D3). O cilindro revestido a HA foi recomendado na maxila posterior, ou quando a camada cortical era muito fina, com osso de baixa densidade (tipo 4 ou D4).

Outro ponto relativo a "onde colocar o quê?" é que a colocação de implantes auto-roscantes é recomendada na mandíbula anterior (ou seja, osso D1) para evitar o aumento do traumatismo e a geração de calor produzidos pela perfuração do osso, ou seja, ao utilizar um dispositivo auto-roscante, reduz-se uma etapa de perfuração. No entanto, foi afirmado que a colocação do implante auto-roscante está indicada para osso mole, como no maxilar, com base no pressuposto de que os implantes auto-roscantes poderiam infligir trauma cirúrgico em osso mais denso.

É necessário um estudo cuidadosamente controlado em que as propriedades biomecânicas possam ser comparadas com a resposta histológica resultante de diferenças básicas na conceção do implante.

- Desenho incorreto do implante

Foi colocada a hipótese de que o desenho do implante desempenha um papel na preservação do osso marginal peri-implantar **(Borchers e Reichart, 1983)**[80] . O desenho de um implante não deve, alegadamente, causar elevadas concentrações de tensão no colo do implante, de modo a evitar a reabsorção óssea da crista **(Rieger et al., 1989)**[81] . Foi postulado a partir de estudos in vivo **(Pilliar et al., 1991)**[82] que se manifestaram diferentes caraterísticas de tensão no osso de suporte em torno de vários designs de implantes.

Forma do implante: Os designs cilíndricos, cónicos, escalonados, cónicos, em forma de parafuso e de cilindro oco produziram variações na distribuição da tensão in vitro em estudos de elementos finitos **(Siegele e Soltesz, 1989)**[83] . Os implantes cilíndricos em forma de parafuso e de corpo inteiro produziram menos tensão do que os implantes com pequenos raios de curvatura (cónicos), com descontinuidades geométricas (escalonados) ou implantes cilíndricos ocos. Para os implantes cilíndricos, a carga horizontal induziu a tensão máxima nos aspectos da crista, enquanto que para os implantes em forma de parafuso a tensão máxima concentrou-se nas regiões abaixo das roscas superiores.

Superfície do implante: Foi estabelecido na literatura, com base em vários estudos, que para obter um crescimento completo do osso nas irregularidades de um material, é necessário que estas tenham pelo menos 100 ppm de tamanho. O crescimento do osso em cavidades ou poros deste tamanho irá proporcionar um bloqueio mecânico do material com o osso. **(Bobyn et al., 1980)**

Para obter uma cicatrização óptima do osso junto à superfície do implante, é importante a estabilidade do leito do implante. A introdução de roscas nos implantes cilíndricos melhora significativamente a estabilidade do implante. Os implantes cilíndricos roscados ajudam o cirurgião a colocar o implante exatamente na cavidade pré-perfurada e, devido às roscas, o implante mantém-se estável e fixo durante o processo de cicatrização. Verificou-se que os implantes aparafusados estão em contacto mais próximo com o osso do que os implantes cilíndricos sem roscas **(Carlsson et al., 1986)**[84] .

A superfície do implante é um dos seis factores descritos por **Albrektsson et al. (1981)**[85] como sendo importantes para a integração óssea de implantes dentários endósseos. Nos últimos 10 anos, as modificações da superfície têm recebido muita atenção por parte de várias equipas de investigação. As duas superfícies de titânio mais bem documentadas em implantologia dentária são a superfície de titânio maquinada e a superfície de titânio pulverizada por plasma. Uma vez que os implantes do tipo parafuso com uma superfície maquinada demonstraram um aumento da taxa de insucesso para implantes curtos e para implantes inseridos em locais com fraca densidade óssea **(Jaffin e Berman, 1991)**[86] . Foram efectuadas várias tentativas para melhorar a ancoragem dos implantes no osso, modificando as caraterísticas da superfície dos implantes de titânio. Foi feita uma tentativa com um revestimento de hidroxiapatite (HA) dos implantes de titânio. Este revestimento proporciona uma melhor adesão ao osso. No entanto, a eficácia a longo prazo dos implantes revestidos com HA continua a ser discutível.

Outra tentativa foi efectuada através do desbaste de superfícies de titânio para melhorar a ancoragem do implante no osso maxilar. As superfícies de titânio pulverizadas com plasma demonstraram resultados estatísticos a longo prazo em pacientes total e parcialmente desdentados **(Babbush et al., 1986)**[87] . Em alternativa, as superfícies rugosas de titânio podem ser produzidas por técnicas sem revestimento, tais como jato de areia ou granalha, jato de óxido de titânio, ataque ácido ou combinações das anteriores. Com base nos numerosos estudos efectuados na última década, existem provas científicas esmagadoras de que as superfícies rugosas de titânio oferecem uma ancoragem óssea significativamente melhor do que as superfícies maquinadas de titânio. Este facto foi avaliado através da avaliação histomorfométrica da interface osso-implante e através de estudos biomecânicos que medem as forças de torque de arrancamento, empurramento ou remoção **(Carlsson et al., 1988)**[88] . Por conseguinte, não é surpreendente que os implantes de titânio rugoso se tenham tornado cada vez mais populares na implantologia dentária nos últimos anos e sejam atualmente oferecidos pela maioria dos fabricantes de implantes.

•Comprimento do implante (demasiado curto, rácio coroa/raiz

desfavorável)

Existe uma grande variedade de comprimentos de implantes num intervalo entre 7 mm e 20 mm. Normalmente, o comprimento do implante é preconizado pela quantidade de altura óssea disponível. A taxa de sucesso é proporcional ao comprimento do implante e à quantidade e qualidade do osso disponível. É expetável que a taxa de insucesso aumente proporcionalmente à medida que a profundidade do osso diminui para menos de 10 mm.

O sucesso a longo prazo do implante depende da quantidade de contacto osso-implante. Por conseguinte, a colocação de um implante curto onde o osso permite um comprimento maior (por exemplo, um implante de 8 mm num rebordo de 12 mm) resultaria numa maior concentração de tensão, levando à falha subsequente do implante. A relação entre o corpo da coroa e do implante afecta a aparência da prótese final, juntamente com a quantidade de momento de força sobre o implante e a crista óssea circundante. Quanto maior for o rácio coroa/implante, maior será a influência das forças laterais. Por conseguinte, deve ser utilizado o comprimento máximo do implante para obter a maior estabilidade da prótese sobrejacente.

A utilização da maior altura de osso disponível é mais importante no osso D4 do que em qualquer outro tipo de osso. Um bom exemplo é o maxilar posterior, onde frequentemente não existe altura óssea suficiente para obter um contacto ósseo adequado com o implante. Por conseguinte, a elevação do seio maxilar e o aumento subantral são frequentemente indicados para aumentar significativamente a área de superfície de contacto, de modo a ultrapassar o problema da altura óssea reduzida.

•Largura da instalação:

A largura do implante (especialmente na área da interface) é considerada um fator importante para o sucesso do implante. Foi recomendado que um mínimo de 2 mm de osso a rodear o acessório por via labial e lingual é obrigatório para a previsibilidade a longo prazo dos implantes dentários, porque mantém uma espessura óssea e um fornecimento de sangue suficientes. A colocação de um implante estreito num rebordo largo, especialmente na área posterior, é um fator comprometedor para o sucesso a longo prazo, porque o desenho de menor diâmetro tem maiores tensões na crista que aumentam para a parte posterior. O diâmetro do implante deve ser corretamente selecionado na fase pré-operatória, de acordo com a largura óssea disponível, os requisitos estéticos, a análise da carga e da tensão, os dentes naturais vizinhos e o espaço disponível na arcada.

A utilização de um implante largo num rebordo estreito resulta em deiscência labial ou lingual. Isto afecta o implante devido a tensões de cisalhamento prejudiciais. Em geral, é aconselhável utilizar um implante de grande diâmetro, de acordo com a largura óssea disponível, porque oferece uma maior área de superfície, um maior envolvimento mecânico do osso cortical e rigidez inicial.

- Número de implantes

A maioria dos autores concorda que o número de implantes utilizados para suportar a prótese é um fator importante para o sucesso do implante. Foi afirmado que a utilização de mais implantes diminui o número de pônticos, a tensão associada à prótese e dissipa as tensões de forma mais eficaz para a estrutura óssea (especialmente na crista). Também aumenta a interface osso-implante e melhora a capacidade da restauração fixa para suportar forças. A área máxima da superfície óssea e a densidade óssea são requisitos para a resistência a longo prazo à sobrecarga oclusal.

II. Conceção incorrecta da aba

O desenho ideal do retalho para cirurgia de implantes pode utilizar dois tipos de incisões - Crestal e Remota. No desenho crestal do retalho, a incisão é feita ao longo da crista da crista, bissectando a zona existente de mucosa queratinizada, para refletir um retalho mucoperiosteal (espessura total). É preferido na maioria dos casos porque é mais fácil de manusear e resulta em menos hemorragia, menos edema e cicatrização mais rápida. Nos casos em que existe uma quantidade reduzida de gengiva queratinizada, a incisão é efectuada mais lingualmente. A incisão remota com técnica de sutura em camadas é utilizada quando se planeia um aumento ósseo extenso, para minimizar a incidência de exposição do enxerto ósseo. É feita a alguma distância do local da osteotomia planeada.

A cicatrização de feridas é uma das considerações básicas em cirurgia. Um problema na cirurgia de implantes dentários é que a maioria dos dispositivos de implantes é inserida num campo contaminado, ou seja, na cavidade oral. A conceção incorrecta do retalho pode levar a uma infeção precoce no local do implante, o que comprometeria o estado do implante.

Hunt (1996)[89] estudou o efeito do desenho do retalho na cicatrização e osteointegração de implantes dentários. Concluiu que não existe um desenho de retalho único que pareça ótimo para a cirurgia de implantes. Recomendou que os procedimentos cirúrgicos básicos, o desenho do retalho, o fornecimento de sangue, a visibilidade, o acesso e o encerramento primário são os factores que devem ser considerados na colocação de implantes.

III. Alterações ósseas devidas a sobreaquecimento e pressão excessiva

A elevação mínima da temperatura durante a perfuração cirúrgica do osso é um fator-chave na técnica cirúrgica atraumática. Foi referido que o stress térmico durante a perfuração foi uma das causas de insucesso e o limiar foi de 47°C. O sobreaquecimento provoca a necrose do tecido ósseo, bloqueia a microcirculação óssea e ativa os macrófagos da medula óssea. Por outras palavras, quando a interface osso-implante é excessivamente danificada, a estabilidade inicial do implante é afetada, podendo levar à falha do implante. **Eriksson & Albrektsson (1983)**90 investigaram os efeitos do stress térmico no tecido ósseo, eliminando todos os outros factores. Relataram que o limiar para a regeneração óssea era de 1 minuto de stress térmico a 4447°C. Além disso, o stress térmico a 50°C durante 1min ou 47°C durante 5min impediu a regeneração dos osteoblastos e causou reabsorção óssea e conversão em adipócitos, não formando assim tecido ósseo.

Um estudo realizado por **Yoshida et al. (2009)**[91] no osso calvarial de ratos concluiu que, embora houvesse um atraso dependente da temperatura na formação óssea após o stress térmico, o stress térmico de 48 °C não impediu a formação óssea. Este atraso não se deveu à perda de osteócitos na superfície óssea existente, mas sim ao atraso na regeneração da membrana periosteal causado por alterações da matriz óssea. Isto sugere que uma aplicação em duas fases e um período de cicatrização prolongado podem eliminar a falha do implante em casos de sobreaquecimento suspeito.

Recomenda-se que a perfuração do osso e a inserção do implante sejam efectuadas a velocidades muito lentas de 25-30 rpm. Todas as outras brocas na sequência são utilizadas a velocidades mais elevadas de 800-1200 rpm com irrigação abundante para evitar o sobreaquecimento do osso.

No entanto, num estudo realizado por **Iyer et al. (1997)**[92] foi observada uma relação inversa entre a velocidade de perfuração e a produção de calor; concluiu-se que, ao utilizar brocas de carboneto 700 XL, a perfuração a alta velocidade (máximo de 400.000 rpm) refrigerada a água, produziu significativamente menos calor do que a perfuração a baixa velocidade (máximo de 2.000 rpm) ou a velocidade intermédia (máximo de 30.000).

IV. Colocação incorrecta do implante

- Espaço mínimo necessário para a colocação de implantes[93] :

Osso alveolar: assumindo um implante com 4 mm de diâmetro e 10 mm de comprimento, a largura mínima do osso maxilar deve ser de 6 a 7 mm e a altura mínima deve ser de 10 mm (mínimo de 12 mm na mandíbula posterior, onde é necessária uma margem de segurança adicional sobre o nervo mandibular). Esta dimensão é desejada para manter pelo menos 11,5 mm de osso à volta de todas as superfícies do implante após a preparação e colocação.

Espaço interdentário: O espaço edêntulo tem de ser medido para determinar se existe espaço suficiente para a colocação e restauração de uma ou mais coroas de implantes. O espaço mesio-distal mínimo para um implante colocado entre dois dentes é de 7 mm. O espaço mesio-distal mínimo necessário para a colocação de dois implantes de diâmetro padrão (4 mm de diâmetro) entre dentes é de 14 mm.

Espaço interoclusal: A quantidade mínima de espaço interoclusal necessária para a "pilha" de restauração (total de todos os componentes utilizados para fixar a coroa ao implante) num implante de tipo hexagonal externo é de 7 mm.

De acordo com **Desjardins RP (1988)**[94] , deve existir um espaço adequado entre os implantes e entre os dentes naturais e os implantes, para uma integração correta e para a saúde dos tecidos. Em geral, deve haver 3 mm entre os implantes e entre os dentes e os implantes. Assim, o espaço necessário para a colocação de 2 implantes de 4 mm de diâmetro entre os dentes naturais é de 17 mm.

- Angulação incorrecta do implante

A colocação incorrecta do implante pode resultar num desenho da estrutura que compromete a estética e a distribuição das forças nos implantes. Embora os clínicos se esforcem por obter uma angulação e uma posição da arcada corretas, ocorrem frequentemente situações clínicas menos que ideais. Durante a colocação do implante, o cirurgião pode encontrar-se perante um grande problema devido à reabsorção do processo alveolar (especialmente em pacientes que passaram por longos períodos de edentulismo). O cirurgião tem uma de três opções:

1)Ou para enxertar a área para colocar o implante corretamente (ou seja, para restaurar o local do futuro implante)

2) Para colocar o implante com uma angulação **(Fig. 7)** ou

3) Utilizar um pilar angulado de modo a obter o alinhamento correto com a arcada oposta ou com os dentes naturais adjacentes.

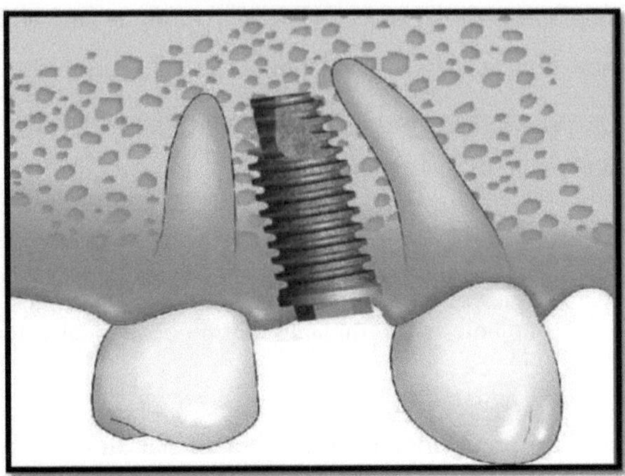

Fig. 7 - O implante do primeiro pré-molar superior é muitas vezes angulado distalmente para ficar paralelo à raiz do canino superior. Um implante mais curto ou um implante cónico também pode ser benéfico.

O restabelecimento prévio da posição do implante através de um enxerto (de preferência utilizando um bloco autógeno) para evitar uma carga deslocada é a escolha ideal.

No entanto, em situações em que tal não seja possível, pode ser utilizado um pilar angulado.

Diz-se que a carga de desvio ocorre quando as cargas oclusais caem tangencialmente num ângulo, ou paralelamente, à crista do osso, resultando numa combinação de vectores de força, principalmente tensões de cisalhamento e de tração.

Os implantes endo-ósseos com forma de raiz distribuem melhor a carga oclusal na direção axial, mas se a carga oclusal for na direção lateral, são geradas muitas tensões prejudiciais (especialmente tensões de corte) diretamente na crista óssea. Este facto pode levar à falha do implante.

Foi proposto um conceito segundo o qual uma alteração do ângulo superior a 25° provocará a falha de um implante. Com base na análise de elementos finitos, foi observado um aumento das concentrações de tensão para implantes não colocados perpendicularmente em relação às forças aplicadas.

Por outro lado, **Balshi et al. (1989)**[95] indicaram que os pilares angulados apresentaram bons resultados preliminares e podem ser considerados comparáveis ao pilar padrão como uma modalidade previsível na reabilitação protética, com base num estudo realizado em implantes Branemark. Devido à fisiologia biomecânica do osso e à sua reação às forças aplicadas, os pilares angulados demonstraram ser mais agressivos para o osso devido às tensões de cisalhamento induzidas, quando comparados com os pilares padrão (que permitem uma carga não axial). A carga offset pode muito bem ser um fator prejudicial para os implantes dentários, especialmente nos casos de substituição de um único dente posterior, em que a magnitude das offsets é mais intensa.

Os compromissos estéticos, higiénicos e biomecânicos têm quase sempre de ser aceites se os implantes apresentarem uma inclinação vestibular ou labial extrema. Em situações extremas, os implantes podem estar tão mal posicionados que é impossível incluí-los no plano de tratamento. **Block et al., (1990)**[96] demonstraram que os implantes com um ângulo de orientação do eixo superior a 30° eram mais susceptíveis de estar associados a defeitos ósseos peri-implantares. **(Fig. 8)**

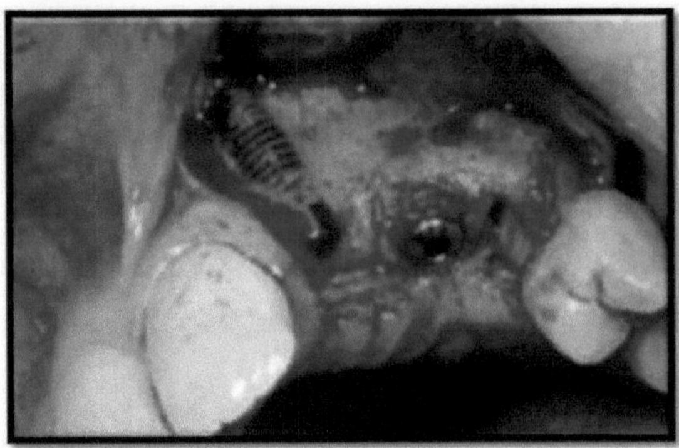

FIG. 8 - Deiscência da placa óssea vestibular causada por um implante colocado demasiado para vestibular.

Prevenção: é altamente recomendada a utilização de um stent cirúrgico durante a colocação do implante e a utilização de um pilar angulado numa fase posterior do tratamento.

- Contaminação do corpo do implante antes da inserção

O manuseamento contaminado do implante é um mau protocolo e pode alterar a química da superfície. O implante pode ser contaminado devido a erros do fabricante, pelo operador, pela utilização de instrumentos que não sejam de titânio ou por bactérias (cavidade oral). Uma superfície de implante contaminada com bactérias pode ser derivada da contaminação da placa enquanto o implante está a ser inserido. As bactérias povoam a superfície, colonizam e tornam-se resistentes aos antibióticos. Isto irá afetar diretamente os tecidos que rodeiam o implante.

Curiosamente, a autoclavagem de um implante contaminado irá cozer as bactérias na superfície do implante, de modo que, quando o implante é colocado no corpo, torna-se quase impossível para as células fagocíticas limparem este material. Este facto pode contribuir para o insucesso de um implante, uma vez que impede a adaptação estreita do osso. A superfície do implante deve ser limpa com uma unidade de descarga luminescente de radiofrequência ou com um limpador de plasma. Os implantes dentários também podem ser contaminados através da transferência de metal (o implante é agarrado com um instrumento que não é de titânio).

Todos os instrumentos que entram em contacto com os implantes devem ter pontas de titânio para evitar a contaminação por metais. Outro fator que contamina a superfície do implante é o pó de luva, que actua como uma película sobre o corpo do implante se houver contacto.

V. Danos nos dentes adjacentes

Os danos nos dentes adjacentes ao local do implante podem ocorrer na sequência da inserção de implantes ao longo de um eixo inadequado ou após a colocação de implantes demasiado grandes. Os procedimentos cirúrgicos utilizados para preparar locais de osteotomia e colocar implantes adjacentes aos dentes podem ferir os dentes, quer cortando diretamente a estrutura do dente, quer danificando os tecidos e nervos de suporte próximos. Este problema surge mais frequentemente com implantes unitários.

A adequação da altura e largura do osso inter-radicular é verificada cuidadosamente utilizando radiografias panorâmicas com stents in situ, filmes periapicais e medidores milimétricos no local do potencial implante. A distância entre a superfície do implante e o espaço do ligamento periodontal dos dentes adjacentes deve ser de, pelo menos, 2 mm. Durante a colocação cirúrgica do implante, não deve haver contacto com o ligamento periodontal dos dentes adjacentes. Isto é particularmente importante no aspeto coronal do implante, porque podem surgir defeitos ósseos marginais. **Gammage, (1989)** [97]

Raízes dilaceradas e inclinações excessivas na direção mesiodistal que invadem o espaço do implante impedem muitas vezes a colocação ideal. A utilização de um guia cirúrgico, a análise radiográfica e a tomografia computorizada podem ajudar a avaliar a inclinação dos dentes adjacentes, evitando assim danos nos mesmos. Além disso, a inspeção de uma radiografia com um pino guia a uma profundidade de 5 mm facilitará as correcções da angulação da osteotomia. As discrepâncias entre os espaços interdentários apical e crestal, resultantes da inclinação mesial ou distal das raízes, podem ser corrigidas ortodonticamente.

A danificação de um dente adjacente pela colocação de implantes pode fazer com que o dente se torne não vital e, dependendo da extensão da lesão, o dente pode necessitar de terapia endodôntica subsequente ou de extração. Os danos nos dentes adjacentes devem ser totalmente evitáveis. Na maioria das vezes, os danos resultam de uma falta de apreciação da anatomia local ou de uma desorientação na direção da perfuração em relação à localização e direção da raiz do dente.

Os dentes adjacentes também devem ser avaliados antes da colocação do implante. As condições pulpares e perirradiculares, tais como pequenas radiolucências periapicais, reabsorção radicular e grandes restaurações na polpa vital ou perto dela, são frequentemente mal diagnosticadas. Para evitar uma infeção latente do implante a partir da potencial lesão endodôntica, deve ser efectuado um tratamento endodôntico.

VI. Perfuração

A perfuração ocorre principalmente devido a uma má orientação da broca, à presença de uma irregularidade anatómica inesperada (por exemplo, a fossa submandibular sob a crista milo-hioide) ou a um planeamento inadequado do tratamento.

O teste para detetar perfurações é simples. Após a conclusão de cada osteotomia, a sua integridade é testada com uma sonda longa e fina sem corte. Se a ponta cair através de uma falha ou perfuração inacessível, é aconselhável utilizar uma membrana e colocar um tampão de Colla (penso de colagénio absorvível) sobre a mesma, ou bater suavemente com um pouco de osso sintético ou autógeno na base do defeito, fechar o tecido mole e voltar a operar após 6 meses.

Se a perfuração for num local visível, permitir que o implante permaneça em posição e cobrir a parte exposta com osso particulado e fecho primário.

Perfuração do canal mandibular: Uma hemorragia significativa caracteriza a perfuração do canal mandibular, que pode ser confirmada por uma radiografia com uma sonda ou um ponto de guta-percha no local. A melhor cura é evitar. Se o canal tiver sido penetrado, como indicado pela hemorragia excessiva, não colocar um implante. Basta fechar a incisão, oferecendo a possibilidade de o nervo sarar espontaneamente. Se não ocorrerem sinais de regeneração (formigueiro ou formigueiro) no prazo de vários meses, encaminhar o doente para um especialista que efectue neuroterapia microcirúrgica mandibular. Se a perfuração for efectuada através do bordo inferior da mandíbula, verificar se o implante pode ser palpado através da pele submandibular e se é pontiagudo. Em caso afirmativo, pode causar lesões crónicas na musculatura sobrejacente. Pode ser necessária uma pequena incisão na pele para aparar o segmento alargado até ao nível do bordo inferior da mandíbula. Se não for aparado, informar o doente sobre a situação e pedir-lhe que regresse ao primeiro sinal ou sintoma de dor ou inchaço.

Perfuração do seio maxilar: As bolhas de ar que emanam da osteotomia indicam uma perfuração no seio maxilar. Se ocorrer uma perfuração, mas a ponta da broca não tiver penetrado ou ferido a membrana do seio, coloque o implante e deixe-o estender-se para além do córtex até 2 mm, "tentando" assim o revestimento do seio. Se não se integrar, pode originar uma fístula oro-antral. Um implante mais curto após uma reparação profunda com Colla Plug e material de enxerto é uma solução aceitável. Se esta solução não for satisfatória, o encerramento é efectuado com um enxerto de pedículo vestibular. No entanto, se a osseointegração falhar novamente, surge uma interface de tecido conjuntivo que conduz à sinusite maxilar. Os implantes que falharam têm de ser removidos.

O maxilar posterior pode ser a área mais difícil de restaurar com implantes de forma radicular de duas fases. O osso maxilar é normalmente de pior qualidade do que o osso mandibular e o seio maxilar limita a quantidade de osso disponível. Muitas vezes, o fundo do seio é perfurado aquando da inserção de implantes no maxilar posterior.

Se ocorrer uma perfuração antral não intencional, mas a ponta da broca não tiver penetrado ou ferido a membrana do seio, o implante é colocado e estendido para além do córtex até 2 mm, tentando assim o revestimento do seio. Se o implante continuar a integrar-se, mantém-se em equilíbrio com o seu ambiente. Se não se integrar, no entanto, a extensão para o espaço da cavidade ameaça o potencial de formação de uma fístula oroantral.

Os factores que podem influenciar a probabilidade de perfuração da membrana Schneideriana incluem variações anatómicas, experiência do cirurgião e infeção ou cirurgia sinusal anterior. Os factores anatómicos consistem na espessura da parede lateral do seio maxilar, na convexidade da parede lateral do seio, na ligação entre a membrana Schneideriana e a mucosa oral, no seio estreito e largo, nos septos do seio maxilar, no septo longitudinal e na configuração da forma da raiz. Também se sugere que a cirurgia sinusal prévia e a ausência de osso alveolar são factores de risco para uma maior probabilidade de perfuração da membrana Schneideriana. Por conseguinte, podem ser necessários exames imagiológicos, como a tomografia computorizada, para revelar a anatomia do seio maxilar e ajudar a reconhecer possíveis variações.

Branemark et al. (1984)[98] referiram que a perfuração do pavimento do seio reduz as hipóteses de sobrevivência do implante para 71% - 72%.

Após a conclusão da preparação do leito do implante, este deve ser cuidadosamente sondado com um bougie para identificar eventuais perfurações. Em alternativa, pede-se ao doente que expire suavemente pelo nariz enquanto comprime as narinas. A formação de bolhas indica uma comunicação oro-antral. Nestes casos, devem ser efectuadas imediatamente radiografias adequadas. Se a perfuração for pequena, pode ser possível inserir um implante mais curto do que o planeado; o doente deve ser completamente informado e deve receber cobertura antibiótica.

Dor facial, drenagem nasal purulenta, odor ou sabor desagradável, febre e sensibilidade à palpação dos tecidos orais e faciais que cobrem o antro caracterizam este problema. Os achados são confirmados com uma radiografia de vista de água e a área antral aparece turva ou opaca. A drenagem cirúrgica e a lavagem antral podem ser indicadas. Um implante que seja responsável por uma sinusite maxilar que não responda a antibióticos e irrigação corretiva deve ser removido.

Existem muitas opções para tratar a perfuração da membrana Schneideriana. O método mais comum é a colocação de uma membrana reabsorvível sob a membrana Schneideriana perfurada. Outros métodos de tratamento da perfuração incluem dobrar a membrana contra si própria, utilizar suturas ou cola de fibrina para fechar a perfuração. O Surgicel, um agente hemostático absorvível feito de um polímero de celulose oxidada, é normalmente utilizado para cobrir perfurações de tamanho pequeno a moderado.

As quatro formas mais eficazes de evitar o embaraço do canal:

1. Medir cuidadosamente nas fases de planeamento e operação.
2. Utilizar anestesia de infiltração, em vez de anestesia de bloqueio (que pode permitir que o doente reaja à medida que o instrumento se aproxima do canal).
3. Utilizar o sentido tátil para o informar sobre o contacto com o osso cortical superior ao canal.
4. Utilizar uma radiografia periapical intra-operatória sem distorções.

VII. Estabilidade primária insuficiente

Um objetivo importante da osteotomia é preparar um local para o implante que permita uma boa estabilidade do implante durante o processo de cicatrização (Sennerby *et al.*. 1992). A estabilidade pós-inserção reduz o risco de complicações ou fracasso do implante. A presença de osso de boa qualidade com uma quantidade suficiente de osso cortical no local do implante é desejável para atingir este objetivo. Em situações em que as condições ósseas não são as melhores (ou seja, córtex fino, baixa densidade trabecular), é possível estabelecer uma maior estabilidade inicial utilizando implantes com superfícies rugosas, paredes paralelas e altura e largura ideais.

A utilização de força excessiva para desbloquear uma broca bloqueada durante a preparação do local, o posicionamento incorreto da mão do cirurgião durante a perfuração ou rosca, a má qualidade do osso e a utilização de apoio para os dedos durante a preparação da osteotomia são factores que podem levar a um local de osteotomia demasiado grande. A perda de osseointegração pode ocorrer durante as fases iniciais do tratamento devido à incapacidade de mineralização da interface osso-tecido, que pode resultar de trauma cirúrgico, carga prematura, infeção e contaminação da superfície.

Não existem dados registados suficientes sobre o tamanho do espaço entre o implante e o osso que poderia levar ao fracasso. Uma vez que o tamanho do espaço (que pode ser colmatado entre o implante e o osso) não é definitivo, um ligeiro sobredimensionamento da oseotomia pode não constituir um problema grave. O domínio das competências cirúrgicas, a aderência correta da broca e a utilização de brocas afiadas são factores que devem conduzir a uma preparação precisa do local. Isto melhora a taxa de sucesso da terapia com implantes, optimizando o contacto do implante com o osso.

Numa investigação experimental realizada por **Ivanoff et al.**, os intervalos de 0,25 mm à volta dos implantes CPTi cicatrizaram, mas com menos contacto ósseo do que os controlos. Quando o tamanho do espaço foi aumentado (0,7 mm - 1,7 mm), verificou-se a formação de uma fina camada de tecido mole à volta do implante. **Know et al.** demonstraram que as lacunas no intervalo de 0,75 mm a 1 mm foram colmatadas em redor de implantes revestidos com HA.

Se a estabilidade primária não puder ser alcançada durante o procedimento cirúrgico, os implantes de fase única devem ser removidos imediatamente. Se estiver a ser utilizado um sistema de duas fases e a estrutura apresentar uma mobilidade reduzida, pode ser possível obter uma estabilização "secundária" escolhendo um implante mais longo (se possível) e prolongando o tempo de cicatrização sem carga. **H. Gerald Laboda, (1990)".**

Carter e Giori (1991) propuseram uma correlação entre a instabilidade do implante e a tensão de oxigénio. Este conceito afirma que, com a diminuição da tensão de oxigénio, ocorre uma mudança no potencial osteogénico da formação de osso para cartilagem ou de osso para fibrocartilagem, enquanto a perda de osteointegração que ocorre mais tarde durante o curso do tratamento pode ser o resultado de sobrecarga ou infeção.

Lioubavina et al. (2006)[100] investigaram a importância da estabilidade inicial dos implantes dentários para o estabelecimento da osseointegração num modelo de cápsula experimental para aumento ósseo. Concluíram que a estabilidade primária do implante é um pré-requisito para uma osteointegração bem sucedida e que a instabilidade do implante resulta num encapsulamento fibroso, confirmando assim observações clínicas efectuadas anteriormente.

VIII. Hemorragia

O termo hemorragia refere-se à perda excessiva de sangue devido à rutura de vasos sanguíneos. Está associada a procedimentos cirúrgicos resultantes de dissecção de tecidos moles ou de cirurgia intra-óssea e depende de numerosos factores, como a extensão da reflexão do retalho, a gestão dos tecidos moles, a anatomia do doente e a saúde sistémica. Por conseguinte, é difícil prever a quantidade de hemorragia que um doente irá sofrer com base em descrições de procedimentos na literatura. Em geral, podem desenvolver-se vários tipos de manchas hemorrágicas em resultado de uma lesão: petéquias (<2 mm de diâmetro), púrpura (2 a 10 mm) e equimose (>10 mm).

(Fig. 9) Estes achados reflectem sangue no tecido devido a lesão de pequenos capilares e vasos sanguíneos na pele ou nas membranas mucosas. Estas manchas não são elevadas, são arredondadas ou irregulares e inicialmente têm uma cor vermelho-azulada ou arroxeada.[101] **Goodacre et al. (2003)**[102] indicaram que, no pós-operatório, 24% de todos os locais de implantes dentários manifestam uma equimose. A sua localização pode ser influenciada pela gravidade.

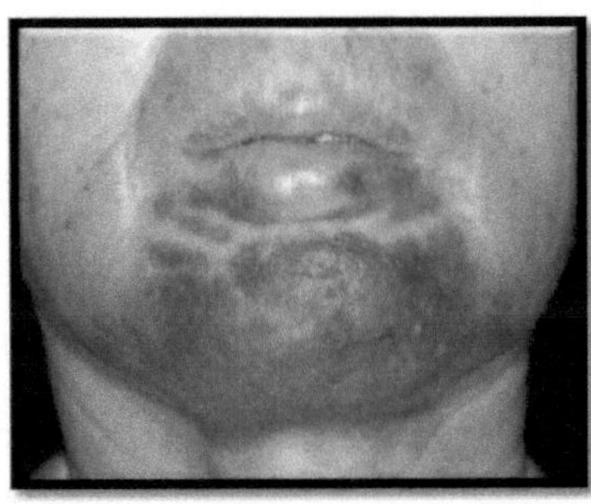

Fig. **9 - Equimose no queixo após colocação de implante na mandíbula anterior.**

A incidência de manchas hemorrágicas pode ser reduzida com uma gestão cuidadosa dos tecidos moles. Sempre que possível, devem ser evitadas incisões verticais de libertação, uma vez que estas cortam os vasos sanguíneos e resultam num aumento da hemorragia. Durante a elevação do retalho, os elevadores devem assentar no osso e não nos tecidos moles, e a sucção deve ser efectuada no osso e não nos tecidos moles. Além disso, após a substituição do retalho, é vantajoso aplicar pressão sobre o tecido durante vários minutos para minimizar a espessura do coágulo sanguíneo e para garantir que a hemorragia parou. Estas acções reduzirão a equimose e a formação de hematomas.

Se o procedimento for adequadamente planeado e o trajeto da incisão for correto, não é necessário recear uma hemorragia excessiva durante a cirurgia e devem ser tomados cuidados especiais nos doentes de risco. A hemorragia ocorre normalmente a partir do osso trabacular, se o rebordo alveolar tiver de ser remodelado, e durante a preparação do leito do implante.

Normalmente, esta hemorragia cessa espontaneamente ou, pelo menos, quando o implante está completamente assente.

Uma hemorragia arterial ou venosa abundante indica uma lesão vascular. Nos segmentos posteriores da mandíbula, isto pode ocorrer:

- *Se o canal mandibular for violado.*

Causa: Não observância da "zona de segurança" mínima de 1 mm. *Tratamento:* Tirar imediatamente uma radiografia com o calibre de medição no local e, em seguida, colocar implantes mais curtos do que o planeado; caso contrário, fechar bem a ferida com suturas.

- *Se a artéria lingual estiver lesionada.*

Causa: Perfuração no aspeto lingual do processo alveolar no segmento distal da mandíbula, geralmente na fossa sublingual.

Tratamento: Expor a artéria lingual e ligá-la. [11]

Foi registada uma hemorragia com risco de vida imediatamente após a colocação de implantes endósseos na mandíbula anterior.

Se o vaso estiver a sangrar a partir dos tecidos moles, fixar o vaso com uma pinça hemostática fina e ligá-lo ou eletrocoagulá-lo. Para além da aplicação de uma pressão firme, a espuma de gel, o Surgicel ou o Avitene são agentes hemostáticos eficazes.

Se a hemorragia provier de tecidos moles profundos, colocar um fio de sutura Vicryl 2-0 numa agulha grande semicircular, profundamente posterior ao local da hemorragia, e atá-lo numa configuração circunferencial em forma de 8.

Um trauma arterial pode provocar hemorragias graves e a formação de hematomas maciços no pavimento da boca. Uma ferida vascular pode ocorrer após manipulações cirúrgicas prejudiciais ou rasgamento do periósteo lingual, mas, na maioria dos casos, é atribuída a perfurações da placa cortical lingual. A pressão mecânica exercida pelos hematomas em expansão desloca a língua e o pavimento da boca tanto superior como posteriormente.

Essa ocorrência pode levar a uma hemorragia extensa no espaço submandibular, resultando em obstrução aguda das vias aéreas com risco de vida nas primeiras horas após a cirurgia. A hemorragia pode se espalhar facilmente nos tecidos frouxos do assoalho da boca, na área sublingual e no espaço entre os músculos linguais, o que pode exigir intubação ou uma traqueostomia de emergência **(Fig. 10)**. Os cirurgiões também devem considerar outras fontes potenciais de hemorragia e subsequente formação de hematoma, incluindo lesões nos músculos ou outros tecidos moles.

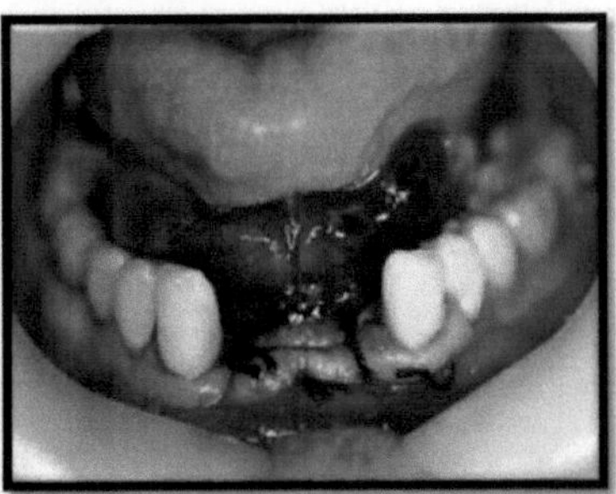

Fig. 10 - Um **hematoma grave no pavimento anterior da boca após a colocação de implantes na mandíbula anterior.**

A sintomatologia crescente da hemorragia maciça e da angústia respiratória progressiva assemelha-se fortemente à evolução clínica da angina de Ludwig. O mais importante é a compressão bimanual imediata no local suspeito de perfuração e o transporte do doente para o hospital mais próximo para assegurar a via aérea sem demora[103] .

Uma vez controlada a via aérea, são envidados esforços para a resolução definitiva da hemorragia. As hemorragias podem ser controladas por tamponamento com gaze, aplicação de agentes hemostáticos, cauterização ou compressão digital. A hemodinâmica sugere que os hematomas podem eventualmente parar de se expandir quando a pressão do sangue extravasado excede a pressão vascular do sangramento de alimentação. Se uma hemorragia não puder ser controlada por estes métodos, deve ser efectuada a ligadura do vaso sangrante. A angiografia endovascular é uma ferramenta de diagnóstico alternativa que pode ultrapassar tentativas infrutíferas de definir e isolar a origem da hemorragia. As incisões na mucosa para aliviar o hematoma devem ser evitadas, uma vez que podem promover uma nova hemorragia. A remoção de um implante já inserido também seria ineficaz[104] **(Fig.11)**

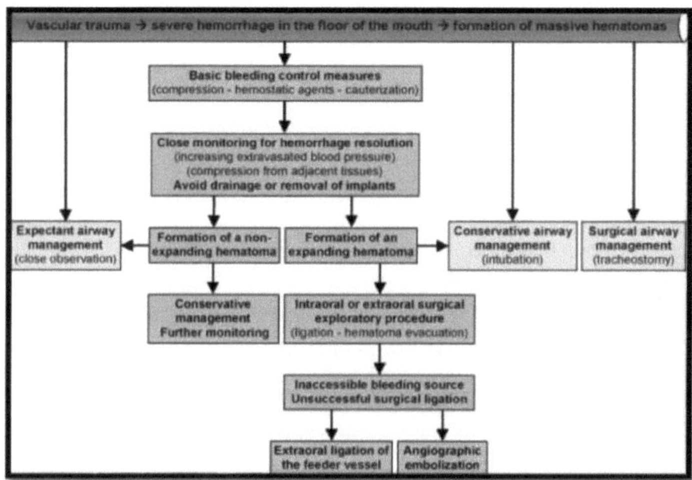

Fig. **11-Gestão das vias aéreas e controlo de hemorragia maciça no pavimento da boca**

GESTÃO CONSERVADORA [105]

LOCAL DA HEMORRAGIA DURANTE A OSTEOTOMIA DO IMPLANTE	ARTERIAS	TRATAMENTO
Mandíbula posterior	Milohióide	Pressão do dedo no local
Lingual média da	Submental	Ligadura cirúrgica das

mandíbula		artérias faciais e linguais
Lingual anterior da mandíbula	Ramo terminal da sublingual ou submental	Compressão, vasoconstrição, cauterização ou ligadura
Invasão do canal mandibular	Artéria alveolar inferior	Enxerto ósseo

Mason et al. (1990)[106] relataram uma hemorragia contínua com inchaço facial várias horas após a inserção do implante, que exigiu que o doente fosse levado para o bloco operatório para ligadura de um vaso. Os dois casos de hemorragia com risco de vida mostram que uma hemorragia potencialmente fatal pode seguir-se à inserção do implante. Os médicos que inserem implantes devem conhecer a anatomia da área e as técnicas de gestão de hemorragias graves.

Na maxila, a hemorragia pode ocorrer se a artéria palatina for danificada, ou também a partir da mucosa nasal. O nervo alveolar superior posterior nasce na fossa pterigopalatina, segue para baixo e para a frente, passando pela fissura pterigomaxilar, e entra na parte posterior do maxilar. Corre entre o osso e o revestimento do seio maxilar. É frequentemente lesado durante um aumento do seio maxilar com uma abordagem lateral. Clinicamente, este facto não parece ter consequências importantes.

IX. Danos nos nervos

- *Nervo alveolar inferior*
- *Nervo lingual*

O nervo alveolar inferior encontra-se a meio caminho entre as placas corticais vestibular e lingual na região do primeiro molar. Em cerca de 1% dos pacientes, no entanto, o canal mandibular bifurca-se nos planos inferior superior ou medial lateral. Assim, um canal mandibular bifurcado manifestará mais de um forame mental. Este facto pode ou não ser observado nas radiografias panorâmicas ou periapicais. Numa crista excessivamente reabsorvida, o forame mental, com o seu conteúdo de nervo mental e vasos, pode ser encontrado na crista da crista. Ao efetuar uma incisão ou reflexão da mucosa nesta área, evite ferir estas estruturas vitais. A lesão da porção do nervo alveolar inferior que permanece no osso atrofiado e não inerva os tecidos moles é de menor consequência. Os nervos no osso, quando em contacto com um implante, podem ser responsáveis pela observação rara, mas ocasional, de sensibilidade, mesmo que o implante esteja rígido e pareça saudável. Assim, **Dario** sugeriu que os clínicos deveriam considerar a obtenção de uma tomografia pré-operatória para evitar lesões nervosas antes da colocação do implante acima do canal alveolar inferior[107] .

A incidência média de perturbações neurosensoriais após a cirurgia de implante é de 6,1%, com uma variação entre 0,6% e 39%. As lesões nervosas podem ter resultados que vão desde uma parestesia ligeira a uma anestesia completa ou mesmo a uma disestesia incapacitante.

<u>Classificação das lesões nervosas</u>

Neurapraxia	Não há perda de continuidade do nervo; este foi esticado ou sofreu um traumatismo contundente. A parestesia desaparece e a sensibilidade regressa dentro de dias ou semanas.
Axonotmese	O nervo é danificado mas não é cortado; a sensibilidade regressa dentro de 2 a 6 meses.
Neurotmese	Nervo seccionado; mau prognóstico para a resolução da parestesia.

As possíveis causas de lesão do nervo incluem um desenho deficiente do retalho, reflexão traumática do retalho, injeção intraneural acidental e tração no nervo mental num retalho elevado, penetração da preparação da osteotomia e compressão do corpo do implante no canal. As lesões nervosas podem ser causadas indiretamente por edema intra-alveolar pós-cirúrgico ou hematomas que produzem um aumento temporário da pressão, especialmente no interior do canal mandibular. Os traumas diretos são as causas mais frequentes de lesão nervosa, podendo ocorrer através de cinco mecanismos: compressão, estiramento, corte, sobreaquecimento e punção acidental **(Annibali et al., 2009)**[108] . Por fim, a pressão prolongada da neurite pode levar à degeneração permanente do nervo afetado.

O nervo mental corre um risco particular de lesão iatrogénica porque surge de forames assimétricos e forma uma alça côncava anteriormente. Em pacientes edêntulos, pode estar muito próximo da superfície óssea ou do topo da crista.

A lesão do nervo pode causar uma das seguintes condições: parestesia (sensação de dormência), hipoestesia (sensação reduzida), hiperestesia (aumento da sensibilidade), distese (sensação dolorosa) ou anestesia (perda total da sensibilidade) dos dentes, do lábio inferior ou da pele e mucosa circundantes[109] .

A sobrepenetração ocorre quando a porção cortical da crista alveolar coloca resistência à broca. No entanto, ao entrar nos espaços da medula, a broca pode cair no feixe neurovascular, a menos que o cirurgião tenha um excelente controlo. Para implantes colocados na mandíbula posterior atrófica, a utilização rotineira de radiografias periapicais intra-operatórias durante a sequência de perfuração pode ajudar a evitar o risco de lesão do nervo alveolar inferior **(Fig. 12).** As radiografias periapicais utilizadas intraoperatoriamente para obter medições do comprimento de trabalho são semelhantes em conceito às técnicas utilizadas na terapia de canais radiculares. Este método pode determinar de forma fiável as distâncias seguras entre o implante e o canal alveolar inferior, evitando assim o risco de lesão do nervo **(Burstein et al., 2008)**[110]

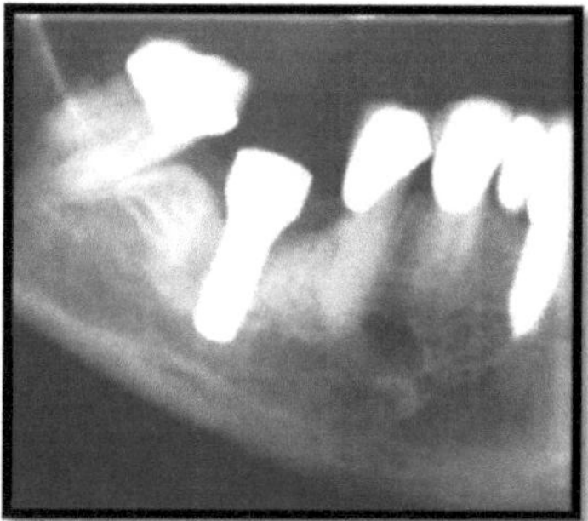

Fig. **12 - Implante dentário que penetra no canal alveolar inferior.**

Deve ser utilizado o fator de correção de ampliação adequado e podem ser colocados protectores de broca nas brocas para evitar a penetração excessiva não intencional da broca. Deve ser mantida uma margem de segurança de 2 mm entre todo o corpo do implante e qualquer canal nervoso. Além disso, as colocações cirúrgicas de implantes devem ser efectuadas, pelo menos, 3 mm à frente do forame mental. Ao colocar implantes na proximidade do forame mental, o médico deve ter em consideração a alça anterior do nervo e o osso disponível acima do forame mental, porque o nervo alveolar inferior sobe frequentemente à medida que se aproxima do forame mental.

Finalmente, embora as profundidades da broca do implante sejam variáveis, a broca pode ser mais comprida do que o implante, de acordo com os fabricantes. O forame mental pode estar localizado na crista ou perto da crista de uma mandíbula atrófica e, nesse caso, o médico pode ter de efetuar incisões na crista da mandíbula para evitar danos no nervo mental.

Se um implante estiver em risco de violar o canal, a sua profundidade deve ser diminuída no osso (ou seja, desaparafusando-o algumas voltas) e deixada a uma distância menor do canal ou removida. Uma vez que a alteração da sensação pode ser devida a uma reação inflamatória, deve ser prescrito um tratamento com esteróides ou uma dose elevada de medicamentos anti-inflamatórios não esteróides (por exemplo, ibuprofeno [800 miligramas] três vezes por dia) durante três semanas. Medicamentos adjuvantes como o clonazepam, a carbamazepina ou a vitamina do complexo B podem aliviar a neurite através das suas conhecidas acções anti-inflamatórias neuronais. **(Kraut & Chahal, 2002)**[111]

Se se verificar uma melhoria às três semanas com base num exame neurossensorial repetido, o médico pode prescrever mais três semanas de tratamento com medicamentos anti-inflamatórios. Se a anestesia total persistir ou se, após 16 semanas, a disestesia continuar, o doente deve ser encaminhado para um micro-neurocirurgião. Muitos estudos relataram respostas favoráveis dos pacientes às reparações do nervo alveolar inferior.

Todos enfatizaram a necessidade de reparação antes de ocorrer a degeneração Walleriana da porção distal do nervo alveolar inferior; uma vez que esta degeneração é um processo lento, a reparação é possível quatro a seis meses após a ocorrência da lesão.

El Askary A.S, (1999)[112] sugeriu que a forma de evitar danos no nervo lingual durante a preparação do leito do implante é colocar um elevador largo entre a placa cortical lingual da mandíbula e o retalho mucoperiosteal. A lesão do nervo lingual leva à perda de sensibilidade nos dois terços anteriores da metade ipsilateral da língua. Se as fibras da corda do tímpano forem cortadas, o doente também perderá algumas sensações primárias (doce, ácido, salgado).

X. Enfisema cirúrgico

O enfisema é causado pela introdução inadvertida de ar nos tecidos sob a pele ou nas membranas mucosas. O enfisema cirúrgico já foi bastante comum, quando se utilizavam peças de mão com turbina de ar para criar o leito do implante, mas atualmente é bastante raro **(Fig. 15).** *Causas:* Fecho inadequado da ferida, aumento da pressão intra-oral através de espirros ou assoar o nariz.

Sintomas: Inchaço de aparecimento súbito e crepitação típica.

Tratamento: Compressas frias e húmidas. **Jaffin R.A (1991)**[86]

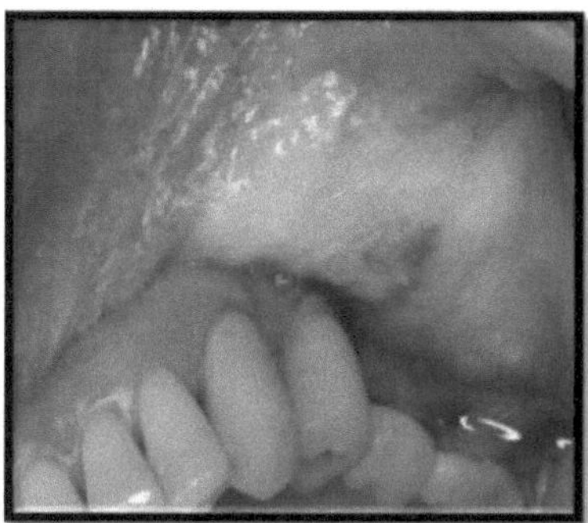

Fig. 13- ***O ar proveniente da peça de mão de alta velocidade induziu um enfisema nos locais 27,28***

XI. Hematoma

Os métodos para evitar a formação de hematomas incluem o controlo adequado da hemorragia intra-operatória, a compressão pós-operatória cuidadosa dos retalhos da mucosa que cobrem os implantes, bem como a aplicação imediata de compressas frias. Se se desenvolver um hematoma expansivo, pode ser indicada a prescrição de antibióticos para evitar uma infeção secundária.

XII. Edema

O velho ditado continua a ser verdadeiro hoje em dia: "Uma cirurgia curta e suave será seguida de menos inchaço." (Fig. 14)

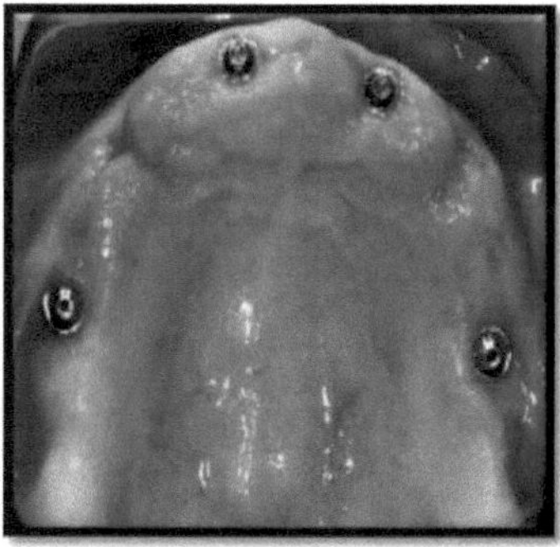

Fig. 14- ***Edema causado após a inserção do implante.***

Na maioria das cirurgias de implantes dentários, os tecidos são traumatizados até certo ponto, provocando uma reação inflamatória. Ao controlar a extensão da inflamação associada aos procedimentos cirúrgicos, o edema, o trismo, a dor e a infeção podem ser reduzidos. Nos primeiros dois dias de pós-operatório, considera-se normal algum inchaço na área cirúrgica. Normalmente, este desaparece no quarto dia de pós-operatório. Se o edema persistir ou se agravar, devem ser prescritos analgésicos e antibióticos.

XIII. FeridaDeiscência

Após o encerramento do retalho, ocorre por vezes uma rutura da linha de incisão durante os primeiros 10 dias. Quando a ferida fica deiscente (aberta), cicatriza por segunda intenção. A ferida fecha-se à medida que se forma novo tecido de granulação e ocorre a epitelização. A cicatrização epitelial começa 12 horas após o encerramento da ferida, com uma taxa de cicatrização epitelial de 0,5-1 mm/dia e uma taxa de cicatrização do tecido conjuntivo de 0,5 mm/dia. A complicação pós-operatória mais comum dos implantes submersos é a deiscência da ferida. A prevalência deste problema variou entre 4,6% e 13,7% em redor dos implantes submersos. Os factores que podem contribuir para a abertura da ferida incluem:

- Infeção,
- Sutura incorrecta,
- Tensão da aba, e
- Má conceção da aba.

As infecções ao longo da linha de sutura podem ser atribuídas a contaminação, suturas retidas e parafusos de cobertura soltos. A deiscência da ferida pode ser evitada se os retalhos forem coaptados passivamente e estiverem livres de tensão. Duas outras causas comuns de abertura da ferida são os traumatismos provocados por próteses com alívio inadequado e dentes antagónicos. Para contornar estes problemas, as dentaduras devem ser aliviadas e revestidas com um forro de dentadura macio ou material de condicionamento de tecidos e estes agentes devem ser substituídos periodicamente. Foi registada uma maior prevalência de deiscências de tecidos moles (30%) quando foram colocadas barreiras como parte de procedimentos de regeneração óssea guiada. Para diminuir esta ocorrência, é prudente libertar o retalho de modo a que a margem vestibular possa ser avançada sobre a margem lingual em 2 a 3 mm para facilitar o encerramento sem tensão. Podem ser utilizadas suturas de colchão em conjunto com suturas interrompidas para compensar a tração muscular e possivelmente inibir a deiscência da ferida. **(Fig. 16,17,18)**

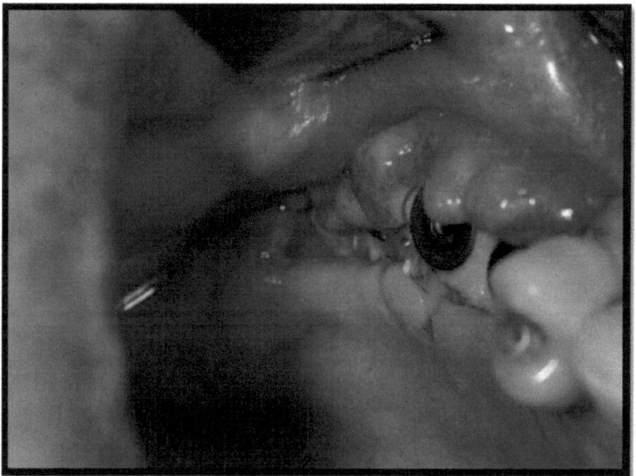

Fig. 15- Uma deiscência após regeneração óssea guiada e colocação de implante utilizando uma membrana não reabsorvível.

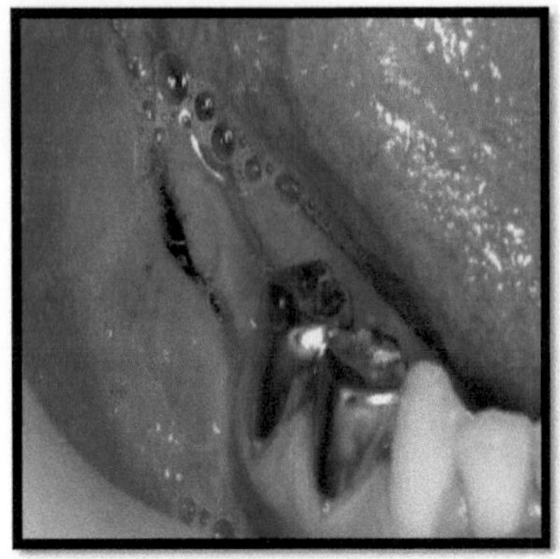

Fig. 16-A dehiscence after implant placement

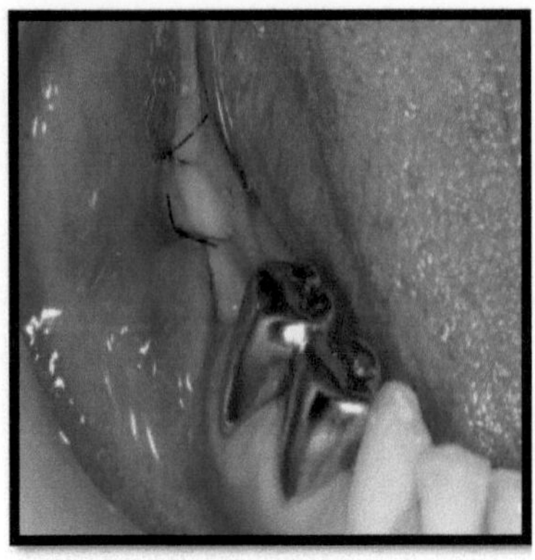

Fig.17- Resuturing was performed to achieve closure of the dehiscence

Tratamento da deiscência da ferida:

Existem duas abordagens para o tratamento de uma deiscência de tecidos moles: ressutura ou quimioterapia. Quando a deiscência é pequena e ocorre num período de 24 a 48 horas, o médico pode suturar imediatamente a deiscência. Quando a ferida é grande (2 a 3 cm) ou o tempo decorrido é superior a 2 a 3 dias, foi sugerido que as margens da ferida fossem excisadas e ressuturadas. No entanto, se o doente tiver margens da ferida traumatizadas na parte anterior da boca, ou se tiver sido utilizada uma membrana, Greenstein et al. recomendaram a utilização de bochechos de clorexidina duas vezes por dia e/ou antibióticos sistémicos.

XIV Sinusite crónica

A sinusite crónica é caracterizada clinicamente por uma sensação de pressão localizada e baça, juntamente com uma dor de cabeça difusa, e radiograficamente pela radiopacidade do seio maxilar. Os doentes sentem dor intensa apenas durante uma exacerbação aguda. O tratamento consiste na remoção do implante e na terapia cirúrgica do próprio seio.

XV Dor crónica

Se um implante na mandíbula for colocado demasiado perto do canal mandibular, pode ocorrer irritação do nervo alveolar inferior. Estes doentes podem sentir dor crónica quando os implantes são carregados, ou mesmo quando não é exercida qualquer força. Em fases muito avançadas de peri-implantite, o nervo alveolar inferior também pode ser afetado.

O tratamento consiste num regime de antibióticos sistémicos seguido da remoção do implante logo que os sintomas agudos desapareçam.

A dor crónica nos segmentos posteriores do maxilar está normalmente relacionada com sinusite ou rinite. A peri-implantite com perda óssea avançada no segmento posterior do maxilar pode levar a uma fístula oro-antral e a uma sinusite grave. A terapia consiste principalmente na remoção da "causa", ou seja, na remoção do implante, bem como no tratamento adequado das condições resultantes, tais como sinusite, fístula oro-antral, lesões nervosas, etc.

XVI. Lesões nervosas secundárias

O edema pós-operatório da ferida ou a formação de hematoma no segmento posterior da mandíbula podem provocar dor ou perturbações da sensibilidade. Estes desaparecem quase sempre espontaneamente quando o inchaço diminui; no entanto, é prudente realizar uma radiografia para excluir qualquer contacto entre o implante e o nervo. Nos casos de áreas maxilares, o nervo a envolver é sobretudo o nervo infraorbitário na região dos caninos, que deve ser objeto de atenção.

Se a distância entre o implante e o nervo alveolar inferior for muito pequena, pode ocorrer parestesia ou hipestesia. Esta situação é conhecida como *"síndroma de Vincent"* em casos de osteomielite. O tratamento consiste em antibióticos sistémicos e na remoção do implante.

XVII. Irritações permanentes das mucosas:

Estas lesões ocorrem mais frequentemente na região inter-foraminal da mandíbula extremamente atrofiada e edêntula, com um pavimento da boca elevado. A fala e a mastigação provocam uma irritação mecânica constante da mucosa móvel do pavimento da boca, o que pode levar a um envolvimento inflamatório maciço da mucosa e da superfície inferior da língua, estando normalmente associada uma dor significativa.

Tratamento: Alterar a forma da prótese; se isto for ineficaz, o último recurso pode ser o abaixamento cirúrgico do pavimento da boca ou a remoção do implante.

XVIII. Fratura da mandíbula

Ao longo dos anos, a inserção de implantes na mandíbula edêntula tem demonstrado ser uma modalidade de tratamento fiável com complicações insignificantes. Devido ao sucesso previsível dos implantes osseointegrados, os clínicos estão a tentar colocar implantes em pacientes com atrofia grave que anteriormente poderiam ter sido rejeitados como candidatos a implantes. No entanto, na mandíbula severamente atrófica, a quantidade de osso pode não proporcionar um local ósseo ideal para uma ancoragem duradoura do implante. Se os implantes forem colocados numa mandíbula deste tipo, pode ocorrer uma fratura iatrogénica da mandíbula durante ou após a cirurgia de implantes, porque a colocação de implantes enfraquece a mandíbula já comprometida. Este facto enfatiza a necessidade de grande cuidado na avaliação do paciente, na cirurgia e nos cuidados pós-operatórios quando se colocam implantes numa mandíbula severamente atrófica. Por conseguinte, não é surpreendente que tenham sido recentemente comunicadas fracturas da mandíbula.

Ao colocar implantes endósseos na mandíbula severamente reabsorvida, devem ser tomadas várias precauções para evitar fracturas. O bordo inferior da mandíbula deve ser encaixado sem perfuração. Devem ser utilizados implantes o mais curtos possível e espaçados de modo a que haja pelo menos 5 mm de osso entre os implantes e 2 mm de osso entre o implante e as placas vestibular e lingual. Ao inserir os implantes, deve evitar-se um aperto excessivo.

Deve ter-se extremo cuidado ao lidar com o manuseamento cirúrgico da mandíbula fina, que é particularmente vulnerável a lesões térmicas devido à sua natureza cortical densa. A resistência mecânica da mandíbula é diminuída, pelo menos temporariamente, por preparações de múltiplos locais de implantes. Estes doentes devem ser aconselhados a limitar as tensões na mandíbula durante o período de cicatrização prolongado. Foi sugerida uma relação com a osteoporose em doentes do sexo feminino.

Mason et al. (199O)[106] relataram fracturas mandibulares em três pacientes. Estas fracturas ocorreram durante a fase inicial de cicatrização antes da carga e não estavam associadas a um evento traumático. Todos os três pacientes apresentavam reabsorção óssea significativa com osso de baixa qualidade. A mandíbula pode ter sido enfraquecida pela preparação do osso e as forças funcionais na área da fraqueza causaram a fratura do osso antes de o implante se poder osseointegrar. As fracturas foram reparadas e curadas sem mais complicações.

As fracturas da mandíbula relacionadas com a colocação de implantes dentários são relativamente raras. No entanto, o perigo existe, especialmente quando são colocados vários implantes e quando o osso já está mecanicamente enfraquecido. O tratamento destas fracturas inclui a redução e a estabilização através de talas ou osteossíntese; os implantes podem ser deixados in situ se não estiverem na zona da fratura. No caso de fracturas maiores ou cominutivas, todos os implantes devem ser removidos. **English C.E , (1993)**[113] .

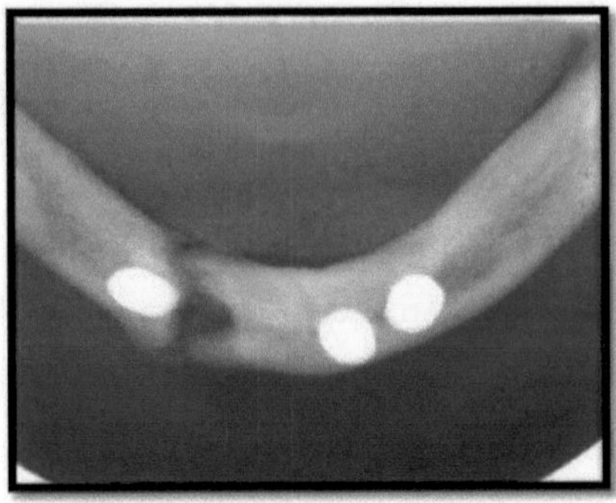

Fig. **53 - Fratura mandibular adjacente ao local do implante removido.**

Para reduzir o potencial problema de fratura, a mandíbula deve ser reforçada com técnicas de enxerto ósseo.

CAPÍTULO 9. COMPLICAÇÕES E FALHAS PROTÉTICAS

I. Estética inaceitável

Um implante com uma osseointegração e biointegração bem sucedidas pode, ainda assim, ser um fracasso se a prótese final não proporcionar a estética ideal necessária **(Fig. 19).**

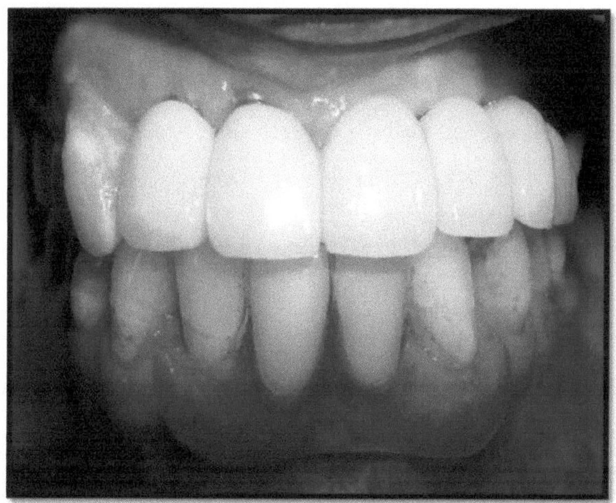

Fig.19 - ***Estética inaceitável***

A não obtenção de uma estética adequada pode dever-se a várias razões, algumas das quais não são tratáveis. O resultado estético de uma restauração suportada por implantes é afetado por quatro factores principais:

1) Colocação de implantes.
2) Gestão de tecidos moles,
3) Considerações sobre enxertos ósseos,
4) Considerações protéticas.

Um dos factores mais críticos para alcançar uma estética óptima na região anterior é a diferença dimensional entre a cabeça do implante e a secção transversal cervical dos dentes naturais. Por conseguinte, a colocação incorrecta do implante (ou seja, não permitir espaço suficiente para a transição da secção transversal da cabeça do implante para a secção transversal cervical do dente natural) e a gestão incorrecta dos tecidos moles à volta do implante (levando à ausência de contornos gengivais normais) resultarão num fracasso dramático que não pode ser tratado.

Outro fator importante na obtenção da estética é o contorno do rebordo no qual o implante é colocado. As considerações relativas ao enxerto ósseo devem ser aplicadas em conformidade, ou aparecerão irregularidades no rebordo após o tratamento protético, começando com covinhas e terminando em grandes defeitos. Por último, o facto de o dentista não reproduzir a dentição natural do doente na prótese final pode resultar num aspeto não natural.

A estética apresenta-se principalmente como um problema no maxilar anterior, resultante da inclinação labial dos implantes ou da subsequente recessão gengival. Os problemas de inclinação dos implantes podem muitas vezes ser resolvidos por meios puramente protéticos, normalmente através da utilização do pilar protético Angle.

A recessão gengival ocorre frequentemente se a tábua óssea facial for perdida ou se for extremamente fina após a inserção do implante, porque a margem gengival segue normalmente a margem óssea da crista. Nestes casos, não existe normalmente uma verdadeira formação de bolsa óssea, nem é necessariamente evidente uma inflamação peri-implantar. A recessão gengival pode ser o resultado de uma higiene oral incorrecta, bem como de fixações elevadas do frénulo na presença de uma gengiva inadequada. O tratamento consiste na colocação cirúrgica precoce de um enxerto gengival livre. As tentativas de cobrir partes já expostas do implante utilizando retalhos deslizantes não são normalmente eficazes e podem resultar na recorrência do problema estético, bem como na formação de bolsas.

A identificação de potenciais áreas com problemas estéticos antes da instalação do acessório (implante) permite frequentemente um planeamento alternativo e elimina a necessidade de um tratamento mais complexo ou de um retratamento numa data posterior.

II. Problemas funcionais

- ***Afrouxamento e fratura dos pilares protéticos e do próprio implante:* (Fig. 20)**

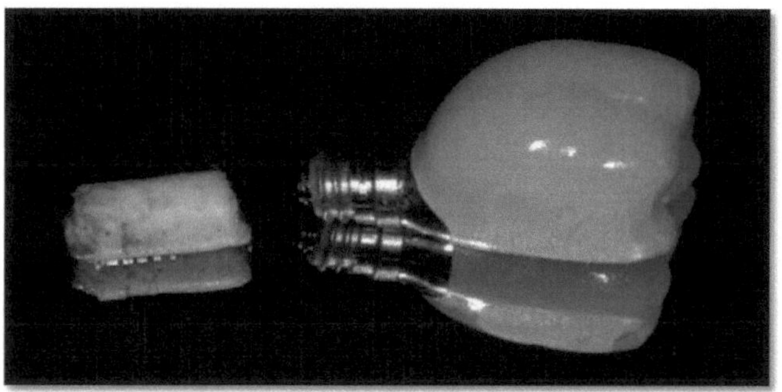

Fig. 20 - **Fratura do implante**

Os factores mais frequentemente responsáveis por estes problemas são os seguintes

- Defeitos de fabrico no próprio implante
- Superestruturas mal adaptadas
- Carga oclusal desfavorável
- Parafunções do paciente
- Reabsorção óssea expansiva no leito ósseo peri-implantar

As fracturas de fixação são diagnosticadas principalmente em exames radiográficos de acompanhamento como uma rápida perda óssea marginal.

A perda óssea marginal progressiva deve ser sempre considerada uma indicação de concentração de tensão indevida, que eventualmente resulta em fracturas de fixação. Recomenda-se a realização de controlos radiográficos regulares durante os primeiros anos após a ligação da ponte e o tratamento precoce ao(s) primeiro(s) sinal(is) de perda óssea marginal. Uma fratura recente da estrutura pode ser muito difícil de determinar radiograficamente, sendo o único sinal uma rápida perda óssea marginal. Em todos estes casos, é aconselhável desparafusar a ponte e verificar a estabilidade individual de cada unidade de fixação do pilar depois de os parafusos do pilar terem sido apertados. As fracturas de fixação têm sido relacionadas com pontes concebidas de forma inadequada e ocorreram em cerca de 3% dos pacientes estudados. Com as técnicas de ponte recomendadas, espera-se que a frequência destas complicações desapareça.

As fracturas transversais horizontais da fixação, que ocorrem apicalmente à rosca interna da fixação, só podem ser tratadas através da remoção do fragmento coronal e apical da fixação, sendo este último removido com uma broca trefina. Se necessário, o mesmo local pode ser reutilizado para a instalação de outro acessório numa data posterior, após cicatrização adequada. Se a fratura transversal tiver ocorrido coronalmente à extremidade apical do canal interno, o fragmento de fixação apical pode ainda ser utilizado como suporte de ponte. Quando este problema é diagnosticado, recomenda-se o tratamento imediato através da remoção da ponte, do pilar e do fragmento de fixação coronal. Com a ajuda de um pequeno cortador de diamante, a superfície de fratura coronal do fragmento de fixação apical é lixada sob irrigação abundante com soro fisiológico. Muitas vezes, é necessário expor a área através de um retalho ou de uma perfuração da gengiva.

Qualquer tecido de granulação peri fixtural deve ser removido com um dissector, e um novo pilar mais longo, que não interfira com a ponte, deve então ser colocado. No entanto, primeiro é necessário encurtar o parafuso do pilar com um cortador de diamante, para que o seu comprimento se ajuste às roscas restantes do fragmento de fixação apical. O novo pilar com o seu parafuso encurtado é apertado sem a utilização de uma chave contra o fragmento de fixação, que agora não tem uma cabeça hexagonal superior. Depois de o parafuso do pilar ter sido apertado, deve ser verificado cuidadosamente para garantir que o cilindro do pilar não pode ser rodado ou movido na direção vertical.

Deve ser efectuado um controlo radiográfico da junção entre o pilar e a superfície de fixação coronal ajustada. Após a adaptação da mucosa ao novo pilar, a ponte deve então ser recolocada. A distância entre a ponte antiga e o novo pilar pode ser corrigida temporariamente com uma camada de resina acrílica.

Dependendo do número de estruturas fracturadas e da sua localização, deve ser sempre considerada uma nova ponte ou uma reparação. As medidas acima referidas devem ser tomadas imediatamente após a remoção do pilar, caso contrário, os tecidos gengivais proliferarão em poucos dias, cobrindo quase completamente a entrada do acessório. A cirurgia é então necessária para criar acesso ao acessório; a perfuração de um canal através da gengiva de cobertura ou o levantamento de um retalho são os procedimentos recomendados.

- ***Afrouxamento e fratura de parafusos oclusais:***

O torque provoca a geração de tensão no parafuso e força de aperto, resultando na geração de pré-carga adequada, que é a chave para a estabilidade a longo prazo das uniões aparafusadas. Sem isto, a união aparafusada não consegue manter o pilar e o implante juntos, o que leva ao afrouxamento do parafuso e à falha do implante. Para evitar esta situação, é necessário verificar o ajuste exato, a estabilidade posicional e as relações oclusais da superestrutura, bem como a ancoragem sólida do implante no osso.

- ***Fratura da estrutura:***

Se a resistência da estrutura metálica for inadequada ou se o segmento de extensão distal da ponte for demasiado expansivo, existe o risco de fratura da estrutura distal ao implante final em pontes fixas implanto-suportadas. A extensão máxima a partir do ponto médio do implante final não deve exceder

15 mm na mandíbula ou 12 mm na maxila. Vários autores relataram um aumento da incidência de fratura da estrutura se a extensão distal na mandíbula exceder os 20 mm.

- ***Mastigação ineficaz:***

A eficiência mastigatória de uma restauração suportada por implantes pode ser afetada por vários factores. O funcionamento adequado dos implantes depende de dois tipos principais de factores, relacionados com a ancoragem e relacionados com a prótese.

Os factores relacionados com a ancoragem comprometem a osseointegração e a altura óssea marginal. Por conseguinte, os factores que afectam negativamente a osteointegração (como mencionado anteriormente) conduzirão inevitavelmente à falha da função, uma vez que se perde o suporte principal do implante. A altura óssea marginal também é importante para a sobrevivência funcional do implante. Pode ser afetada pela distribuição do stress e pela barreira de tecidos moles. O tecido mole à volta do implante é fundamental. Forma um selo biológico à volta do implante, protegendo o osso de suporte da invasão bacteriana. Além disso, a tensão que incide sobre o implante e a sua dissipação no osso circundante afecta o nível do osso peri-fixtural e pode ser destrutiva se cair numa direção fora do eixo devido a uma colocação inadequada.

Os factores relacionados com a prótese, para além de afectarem a função da prótese integrada em tecido, podem ter um efeito no sistema de suporte do próprio implante. Os factores relacionados com a prótese resultam principalmente de um desenho protético inadequado. Uma prótese que esteja em hipofunção resultará numa função mastigatória inadequada devido à trituração incorrecta dos alimentos. Um esquema oclusal incorreto resultará numa distribuição incorrecta da carga do implante, resultando em sobrecarga. Uma dimensão vertical incorretamente restaurada causará perturbações na articulação temporomandibular, para além de uma incapacidade de mastigar os alimentos e problemas de fala. O impacto da prótese no espaço da língua resultaria em ulceração da língua. A retenção inadequada de uma prótese removível devido a uma falha dos componentes pode afetar a função mastigatória.

III. Factores de restauração

- Cantilever:

Historicamente, as próteses implanto-suportadas foram concebidas para pacientes completamente desdentados e, em particular, para mandíbulas desdentadas. Os tratamentos iniciais envolviam a colocação de 4 a 6 implantes de titânio na mandíbula entre os forames mentais com cantilevers distais bilaterais. Geralmente, estas secções em cantilever eram limitadas a um comprimento arbitrário de 20 mm de cada lado.

Uma análise efectuada por **McAlarney e Stavropoulos (2000)**[114] , com base no número e na distribuição dos implantes, na dispersão antero-posterior dos implantes e nos respectivos comprimentos do cantilever, concluiu que o comprimento do cantilever desejado clinicamente deve ser inferior ao calculado a partir de equações teóricas e a dispersão antero-posterior superior a 11,1 mm.

Embora o tipo de prótese cantilever tenha sido uma solução eficaz para a restauração de uma mandíbula edêntula, tem sido uma solução muito menos previsível para a maxila edêntula. A cavidade nasal e os seios maxilares interferem frequentemente com a seleção do local do implante, especialmente em pacientes com reabsorção óssea grave. O osso adequado para os implantes pode estar limitado às eminências caninas, à parede lateral da cavidade nasal e à parede medial dos seios maxilares. Posteriormente, a maxila apresenta dificuldades adicionais devido ao padrão de reabsorção, à qualidade do osso e à proximidade dos seios nasais.

- ***Pilares de cais:***

Devido à diferença na deslocação axial média entre os dentes naturais e os implantes dentários, a colocação do implante numa situação de cais é significativa. A rutura dos tecidos de suporte é extremamente rápida, uma vez que o implante dentário irá suportar a maior parte da carga devido à diferença na deslocação axial média. Foram desenvolvidas muitas soluções para evitar a ligação rígida. Scher et al recomendaram a utilização de um conetor não rígido na mesial do implante entre os pônticos do primeiro e segundo pré-molares. Misch explicou que, quando o implante serve como pilar de cais, o dente natural pode não ser cimentado porque o implante pode atuar como um fulcro. Recomendou também a utilização do elemento de quebra de tensão. Mudar a situação de uma pilastra para uma prótese total suportada por implantes pode evitar muitos problemas que surgiriam numa situação de pilastra.

- ***Sem ajuste passivo:***

A obtenção de um ajuste passivo durante a inserção da prótese é considerada uma das chaves para o sucesso dos implantes dentários. Um ajuste passivo reduz as tensões a longo prazo nos componentes super-fracturados do implante e no osso adjacente aos implantes. A ausência de um ajuste passivo pode manifestar-se clinicamente por dor e desconforto a curto prazo, e afrouxamento ou fratura dos componentes do implante a longo prazo devido a tensões excessivas no osso peri-implantar.

De acordo com **Rangert et al**, o ajuste passivo deve existir ao nível de 10 um e é necessário para obter uma distribuição óptima da carga. **Milllington e Leung** encontraram uma correlação positiva entre o tamanho da discrepância de ajuste e a tensão na superestrutura.

Alguns dos factores que prejudicam a obtenção de uma adaptação passiva são as alterações dimensionais das restaurações de ceramo-metal durante os ciclos de cozedura, técnicas de moldagem inadequadas, aplicação inadequada do espaço e utilização de um tipo de metal inadequado para a fundição.

Um ajuste passivo é considerado um fator importante no sucesso dos implantes dentários. Por conseguinte, parece prudente fabricar restaurações que se adaptem aos implantes de forma tão passiva quanto possível. No entanto, existem poucos dados que indiquem a taxa de insucesso com uma adaptação não passiva.

- ***Encaixe incorreto do pilar:***

A imobilidade dos componentes do implante dentário é um requisito para o sucesso. É fundamental conseguir um ajuste correto da interface do pilar. O bloqueio incorreto entre as duas partes do dispositivo de implante anti-rotacional conduz a um aumento da tensão nos componentes do implante, à subsequente perda óssea e à rápida falha da união aparafusada.

Existe uma correlação direta entre o desajuste rotacional do pilar do implante e a falha da união aparafusada, provavelmente devido ao micromovimento entre os componentes do implante. Recomenda-se que o ajuste dos componentes dos implantes dentários seja verificado, antes da realização da impressão, através de um exame clínico e radiográfico de qualquer desajuste que possa conduzir a tais complicações.

- ***Conceção incorrecta da prótese:***

O plano de tratamento com implantes ideal baseia-se nas necessidades, desejos e compromissos financeiros do paciente. Nem todos os pacientes devem ser tratados com o mesmo tipo ou desenho de restauração. Estão disponíveis cinco opções protéticas em implantologia dentária. Três restaurações são fixas e duas são amovíveis. Um conhecimento alargado, uma seleção adequada do doente, uma melhor compreensão psicológica, um planeamento protético pré-cirúrgico adequado e uma excelente base biomecânica são os principais componentes para conseguir um desenho protético adequado.

As considerações protéticas que devem ser avaliadas antes de o plano de tratamento final ser apresentado ao paciente são: (1) espaço interarcos; (2) posição permucosa do implante. 3) Plano oclusal existente, (4) relação da arcada. (5) forma da arcada, (6) oclusão existente, (7) próteses existentes, (8) número e localização dos dentes em falta, (9) linha labial, e (10) flexão mandibular. O clínico deve considerar os diferentes pontos biomecânicos antes de decidir sobre o desenho (ou seja, conectores, cantilevers, suporte, distribuição de carga e carga).

- *Esquema oclusal incorreto:*

Os factores oclusais são requisitos primários para a sobrevivência a longo prazo, porque um padrão oclusal deficiente aumenta e localiza as forças. Estes factores podem levar a complicações mais frequentes das próteses e do suporte ósseo. O padrão oclusal dos implantes dentários foi derivado dos conceitos oclusais básicos dos dentes naturais. No entanto, o trauma oclusal nos implantes dentários é mais ofensivo do que nos dentes naturais devido à diferença de dissipação de forças e às diferenças na propriocepção.

Tradicionalmente, grande parte da justificação para a seleção de materiais oclusais para restaurações com implantes baseava-se na utilização original de sistemas de implantes na mandíbula edêntula. Partiu-se do princípio de que as superfícies oclusais de resina acrílica, tal como se encontram nos dentes de dentadura, proporcionariam alguma absorção das forças oclusais e impediriam a transmissão de forças traumáticas ao osso, não danificando a interfase implante-osso, reduzindo assim o risco de fracasso do implante. À medida que as restaurações implanto-suportadas começaram a ser fabricadas para arcadas parcialmente edêntulas, aumentou a procura de materiais com propriedades físicas e mecânicas melhoradas. Atualmente, as superfícies oclusais de metal e cerâmica proporcionam uma estética e resistência ao desgaste superiores e são geralmente utilizadas com restaurações suportadas por implantes. Estudos in vitro demonstraram que as resinas reduzem as forças de impacto quando comparadas com a porcelana.

No entanto, estudos que simulam implantes funcionais não demonstraram diferenças significativas na transmissão de força através destes materiais.

- Momento de flexão:

A sobrecarga de flexão pode ser definida como uma situação em que as forças oclusais numa prótese suportada por um implante exercem um momento de flexão na secção transversal do implante na crista óssea, levando à perda de osso marginal e/ou eventual fadiga do implante. Foi demonstrado, tanto clínica como experimentalmente, que a reabsorção óssea à volta de um implante pode ser causada por sobrecarga. Isto irá induzir momentos de flexão no implante. Foram propostos três factores causais associados à flexão do implante: (1) implantes em linha, (2) alavancagem, e (3) bruxismo ou forças oclusais pesadas. **Misch** propôs uma correlação direta entre a força de flexão e o cubo do comprimento de uma prótese fixa, enquanto **Rangert et al (1995)**[115] propuseram uma relação diretamente proporcional entre a força de flexão e a distância do contacto oclusal à crista do osso de suporte.

O princípio mecânico da estabilização do tripé deve ser utilizado ao selecionar os locais de colocação dos acessórios em ambos os maxilares para proporcionar uma forma semelhante a um triângulo no posicionamento dos implantes para contrariar os momentos de flexão. O dentista deve procurar reduzir a quantidade de momentos de flexão gerados em torno do implante. Isto pode ser conseguido se for elaborado um plano de tratamento cuidadoso para selecionar a localização adequada e o número de implantes a colocar. Evitar ou reduzir os cantilevers, reduzir as dimensões da restauração final (tanto mesiodistalmente como vestibularmente) e centrar os contactos oclusais são todos objectivos clínicos.

- Ligar os implantes à dentição natural:

A ligação de dentes naturais a implantes dentários é controversa e não está resolvida. **Sheets e Earthman (1997)**[116] analisaram exaustivamente os diferentes pontos de vista relativos à ligação de dentes naturais a implantes dentários e a sua relação com a intrusão de dentes naturais.

Devido à diferença entre o dente natural e os implantes dentários nos seus movimentos nas direcções vertical e lateral, na reação a cargas estáticas e dinâmicas e na propriocepção, as ligações rígidas entre implantes e dentes são questionáveis. Foi registada a intrusão de dentes naturais devido a ligações rígidas e foram postuladas teorias para explicar a intrusão. **Sheets e Earthman** explicaram a teoria da dissipação de energia e a ressonância harmónica; **Clark et al** explicaram o efeito a nível celular na intrusão dentária; **Tuncay et al** estudaram a falta de nível de oxigénio na função osteoblástica; **Wilson et al** explicaram a natureza viscoelástica do ligamento periodontal; **Philstrom et al** discutiram a relação entre a atrofia por desuso e o tamanho do espaço periodontal; **Murphy** discutiu a remodelação mandibular após carga funcional de implantes de acordo com a lei de Wolffs; e **Davidovitch** explicou a reação inflamatória reparadora no ligamento periodontal.

Alguns autores afirmam que a ligação da dentição natural aos implantes dentários constitui um perigo potencial para os implantes e para os dentes naturais. Por este motivo, outros recomendam a utilização de uma ligação não rígida entre os dentes naturais e os implantes. Por outro lado, **Olsson** afirmou que não existe qualquer diferença na taxa de insucesso dos implantes ou dos dentes entre as ligações rígidas e as próteses totais suportadas por implantes.

Parece que a relação entre a ligação dos dentes naturais e os implantes e a taxa de insucesso não é muito clara. Mas **Sheets e Earthman** recomendaram que a combinação de implantes e dentes naturais deve ser evitada porque não existe um sistema universalmente aceite que seja capaz de replicar o efeito de amortecimento do ligamento periodontal. É muito mais simples planear segmentos parciais fixos suportados por implantes, não ligados à dentição natural, sempre que anatomicamente possível.

- Carregamento prematuro:

A carga demasiado rápida do sistema de suporte do implante é considerada uma das causas mais comuns de fracasso relacionado com a prótese. **Branemark** afirmou que o protocolo rigoroso exige um período de cicatrização sem stress de 3 a 6 meses para que ocorra a osteointegração. **Misch** afirmou que, às 16 semanas, o osso circundante está apenas 70% mineralizado e ainda tem osso tecido como componente. O osso trançado tem uma estrutura desorganizada que não consegue suportar as tensões à escala real.

Brunski (1999)[117] afirmou que devem ser evitados micromovimentos superiores a lOOpm. Um movimento superior a este nível faria com que a ferida sofresse uma reparação de tecido fibroso em vez da regeneração óssea desejada. Mas isto é difícil de aplicar na prática. De facto, o nível exato de micromovimento que pode ser tolerado sem ser significativamente inibidor da formação óssea é desconhecido. Alguns autores aplicaram a carga imediata de implantes com um elevado grau de sucesso, enquanto outros relataram uma taxa de insucesso precoce para a fixação com carga imediata, sete vezes superior à registada para os casos retardados.

Esposito et al concluíram que os resultados preliminares indicavam que parece ser possível obter um resultado previsível, utilizando uma modalidade de uma fase, apesar de o risco de uma falha precoce poder ser duplicado, em comparação com os implantes inseridos de forma submersa. No entanto, não só a qualidade do osso, mas também as diferentes caraterísticas do implante, em particular as propriedades da superfície (ou seja, rugosidade, revestimentos bioactivos, extensão da superfície em contacto direto com o osso), parecem ser da maior importância para os resultados precoces. **Tarnow et al** propuseram nove diretrizes para ajudar a garantir o sucesso clínico da carga imediata e sugeriram que os implantes roscados podem ser colocados em função imediata para suportar uma prótese fixa provisória em arcadas edêntulas durante o período de cicatrização de 4 a 6 meses, tanto na arcada mandibular como na maxilar. Um protocolo de carga retardada continua a ser o tratamento de eleição. A carga imediata para implantes múltiplos esplintados em toda a arcada pode revelar-se uma terapia de sucesso condicional.

- Torque excessivo:

A pré-carga dos componentes do implante foi efectuada primeiro à mão. De seguida, foi introduzida uma chave dinamométrica para aplicar uma quantidade fixa de binário (normalmente 20 Ncm). Um estudo interessante que avaliou o efeito da experiência do operador na quantidade e consistência do binário gerado durante o aperto manual dos componentes do implante concluiu que os médicos dentistas devem utilizar algum tipo de instrumento mecânico de aplicação de binário para garantir um aperto consistente dos componentes do implante devido à variação da sensação tátil do objeto de teste.

Misch recomendou que, aquando da entrega inicial da fixação da coifa, o parafuso fosse apertado até aproximadamente dois terços a três quartos da força de torque final e, após 4 semanas, pode ser apertado até à força de torque total de 20 Ncm. Mais de 20 Ncm de força de torque pode levar à falha do implante, dependendo da superfície do implante utilizada (ou seja, maquinada, jateada, gravada com ácido, etc.). Um estudo relatou que as superfícies gravadas com ácido resistiram melhor às forças de contra-torque do que as superfícies jateadas ou maquinadas.

CAPÍTULO 10. COMPLICAÇÕES TARDIAS E INSUCESSOS

O fator mais crítico na prevenção de complicações tardias com o tratamento implanto-protético é um programa regular e intensivo de rechamada do doente. O reconhecimento precoce de problemas incipientes permite uma intervenção imediata, que pode normalmente parar o processo patológico ou, no mínimo, evitar o insucesso.

Algumas das complicações e falhas pós-operatórias tardias mais comuns são discutidas aqui.

I. Problemas dos tecidos moles:

As alterações dos tecidos moles ocorrem normalmente à volta dos pilares e sob as barras, muitas vezes devido a uma má higiene oral, à utilização incorrecta dos pilares e das tampas de cicatrização, à presença de espaços mortos sob a superestrutura e à falta de mucosa aderente. Podem ser necessárias várias cirurgias para corrigir este problema. A taxa de complicações dos tecidos moles e de manutenção pós-colocação com próteses sobre implantes é alegadamente mais elevada do que com próteses completas fixas. Foi referido que a sobredentadura sobre implantes exige exames de revisão mais frequentes para garantir bons resultados a longo prazo. Jemt T et al (1990) [118]

Vários estudos relataram a taxa de incidência de fístulas ao nível da ligação pilar-implante, sendo que o intervalo entre os 10 estudos foi de 0,002% a 25%. Esta complicação peri-implantar está frequentemente associada a uma higiene oral deficiente e/ou a espaços entre componentes causados por parafusos de pilar soltos ou desajustes da estrutura, que ocorrem mais frequentemente com a substituição de uma coroa única. Um bom selamento através da cimentação da coroa em pilares firmemente ligados tem sido proposto como um obstáculo à migração bacteriana e um impedimento a este tipo de complicação. Estes problemas nos tecidos moles podem estar relacionados com a profundidade da localização subgengival do implante, descrita como o canal da mucosa, para substituições de dentes unitários anteriores. A profundidade correta do canal mucoso à volta dos implantes ainda é controversa. Tem sido sugerido que os implantes maxilares anteriores sejam colocados 2 a 3 mm apicalmente à junção cemento-esmalte adjacente para facilitar a estética e o perfil de emergência adequado.

Alguns estudos não registaram aumentos clínicos significativos na inflamação gengival associada a restaurações de implantes com margens colocadas subgengivalmente quando foi mantida uma boa higiene oral. Um canal mucoso espesso e longo promove uma melhor estética, o que pode resultar em dificuldades no assentamento dos componentes e na manutenção da higiene peri-implantar. No caso de sistemas de implantes bem documentados, as lesões inflamatórias peri-implantares são raras.

A mucosa queratinizada deve ser preservada tanto quanto possível, utilizando uma incisão em bisel invertido para a separar do tecido inflamatório subjacente. Após a incisão até ao osso, os retalhos de tecido mole devem ser elevados para expor o osso adjacente normal. O tecido inflamatório que envolve o implante é facilmente removido. A principal dificuldade é desinfetar adequadamente a superfície do implante. Isto é mais facilmente conseguido numa superfície relativamente lisa, mas pode ser quase impossível numa superfície muito porosa, como um revestimento de hidroxiapatite. Por conseguinte, as superfícies rugosas requerem um desbridamento mais extenso do que uma superfície lisa, que pode ser adequadamente desinfectada utilizando um antissético tópico como a clorexidina ou um simples polimento.

- Peri-Implantite:

A invasão bacteriana dos tecidos peri-implantares resulta em alterações inflamatórias dos tecidos moles e numa rápida perda óssea. Esta condição foi denominada peri-implantite e foi definida por **Meffert** como a perda progressiva de osso peri-implantar, bem como alterações inflamatórias dos tecidos moles. A reação do hospedeiro à invasão bacteriana divide-se em dois grupos: 1) mucosite peri-implantar, o que implica que as alterações inflamatórias estão localizadas apenas nos tecidos moles circundantes, e 2) peri-implantite, em que a reação afecta os tecidos moles mais profundos e o osso circundante. Esta última explicação pode ser baseada no conceito de que os tecidos que rodeiam um implante oral funcional podem ser divididos em dois compartimentos anatómicos distintos, ambos com funções bem definidas. Estes são os tecidos moles, que podem selar o implante contra a agressão de bactérias exógenas, e o osso, que desempenha o papel de suporte dos implantes. **(Fig. 21)**

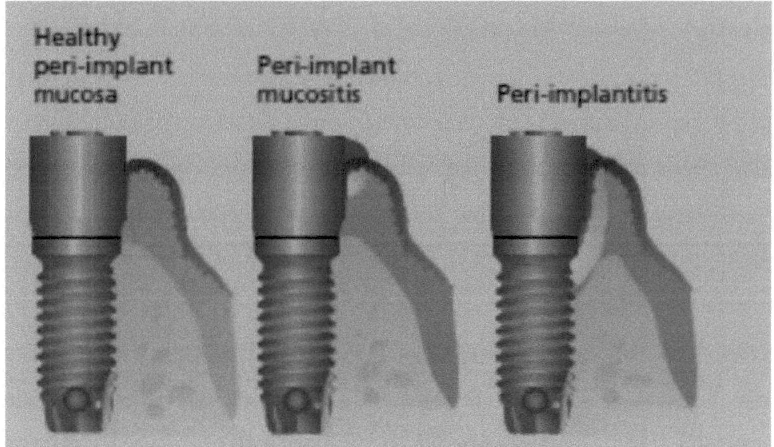

Fig.21 ***- Desenho esquemático ilustrando a mucosa peri-implantar saudável, a mucosite peri-implantar e a peri-implantite.***

Os sinais clínicos de inflamação, hemorragia e purulência, para além do aumento da mobilidade, da radiolucência peri-implantar e de profundidades de sondagem superiores a 6 mm, estão associados a implantes falhados. **(Fig. 22)**

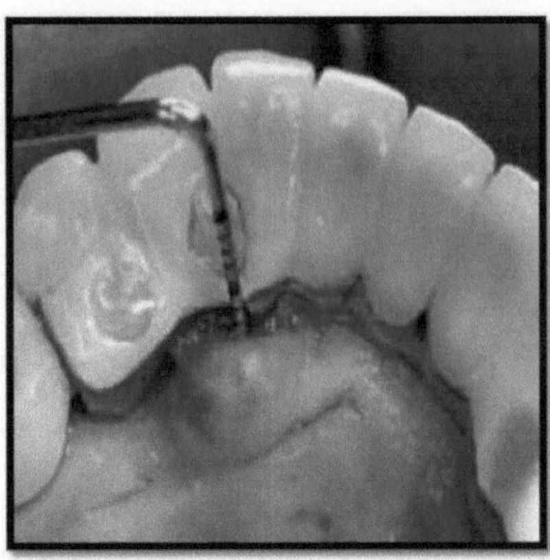

Fig. 22- Peri-implantite relacionada com má higiene oral

Mombelli et al (1987)[119] demonstraram que os bastonetes Gram-negativos, incluindo espécies de bacteroides e Fusobacterium, são consistentes com implantes falhados. **Rosenberg et al (1991)**[120] sugeriram mais tarde a associação entre a presença de espiroquetas e bastonetes móveis (que, em média, constituíam 42% do total de morfotipos na microflora subgengival, com uma predominância de *micros Peptostreptoccus,* espécies de *Fusobacterium* e bastonetes entéricos gram-negativos) em torno de implantes que falharam devido a infeção. **Beaker et al.** também sugeriram a associação de *Actinobacillus actinomycetemcomitans, Prevotella intermedia* e *Porphyromonas gingivals* (todos agentes patogénicos periodontais) com base na análise do ADN de locais de implantes que falharam. Estes resultados sugeriram uma semelhança entre os locais de implantes falhados e a periodontite. Esta semelhança foi ainda mais exposta por **Haanaes (1990)**[121] , que afirmou que a microflora em torno de implantes estáveis e com falhas é semelhante à microflora em torno de dentes naturais saudáveis e doentes, respetivamente. Esta semelhança também foi encontrada em vários outros estudos.

Estes resultados indicam que os implantes colocados em bocas parcialmente edêntulas correm um maior risco de fracasso devido a peri-implantite do que os colocados em bocas completamente edêntulas. Isto pode ser apoiado pelo facto de a microflora oral sofrer uma alteração quando o paciente perde a sua dentição (ou seja, a microflora de uma boca parcialmente desdentada é diferente da de uma boca completamente desdentada, onde existe uma diminuição acentuada dos agentes patogénicos periodontais). Por conseguinte, é possível a infeção cruzada de locais de periodontite para locais de implante na mesma boca. As provas que apoiam este conceito foram apresentadas por **Gouvoussis et al (1997)**[76] .

Em contrapartida, **Papaioannou et al (1995)**[122] sugeriram que não é evidente que a presença de bactérias associadas à periodontite conduza necessariamente a um processo destrutivo dos tecidos peri-implantares. Além disso, **Salcetti et al (1997)**[28] sugeriram que não existe uma diferença significativa entre implantes falhados e estáveis no mesmo paciente, excluindo assim o conceito de infeção cruzada.

Em conclusão, o papel da infeção na etiologia do insucesso dos implantes dentários foi evidente (como sugerido anteriormente e a partir dos resultados de Sanz et al e Boutros et al). Por conseguinte, deve ter-se muita atenção quando se colocam implantes numa boca parcialmente edêntula. Para além disso, deve ser tentada uma terapia periodontal completa antes da colocação de implantes, para evitar complicações desnecessárias (ou mesmo o insucesso). A constatação de uma semelhança entre a microflora dos implantes e a dos dentes naturais indica uma possível complicação por migração bacteriana para o local do implante.

II. Problemas nos tecidos duros

- Falta de osteointegração:

Osseointegração deriva do grego osteon, osso, e do latim integrare, tornar inteiro. O termo refere-se à ligação estrutural e funcional direta entre o osso vivo e a superfície de um implante artificial de suporte de carga.

A osseointegração é definida como: "a formação de uma interface direta entre um implante e o osso, sem intervenção de tecidos moles". O implante osseointegrado é um tipo de implante definido como "um implante endosteal que contém poros para os quais os osteoblastos e o tecido conjuntivo de suporte podem migrar".

Aplicado à implantologia oral, refere-se assim ao osso que cresce até à superfície do implante sem camada de tecido mole interposta. Não existe tecido cicatricial, cartilagem ou fibras ligamentares entre o osso e a superfície do implante. O contacto direto entre o osso e a superfície do implante pode ser verificado microscopicamente.

O termo osseointegração (em vez de fusão óssea ou anquilose) foi definido por Branemark como um contacto direto do osso vivo com a superfície de um implante ao nível da ampliação do microscópio ótico. Os termos fusão óssea, anquilose e osseointegração podem ser intercambiáveis e podem abordar a interface microscópica osso-implante. A percentagem de contacto direto osso-implante não foi inicialmente abordada, tendo-se verificado que é altamente variável.

Atualmente, o termo osseointegração tornou-se comum na disciplina de implantes e descreve não só uma condição microscópica, mas também a condição clínica de fixação rígida. A fixação rígida é um termo clínico que implica a ausência de movimento observável do implante quando é aplicada uma força de 1 a 500 gms. A fixação rígida é o resultado clínico de uma interface óssea direta, mas também foi descrita com uma interface de tecido fibroso.

Osseointegração versus Biointegração: Em 1985, **o Dr. C. de Putter** propôs duas formas de ancoragem ou retenção de implantes: mecânica e bioactiva. A retenção mecânica pode ser alcançada nos casos em que o material do implante é um metal, por exemplo, titânio comercialmente puro e ligas de titânio. Nestes casos, as caraterísticas topológicas, como aberturas, ranhuras, covinhas, roscas (parafusos), etc., contribuem para a retenção do implante.

Não existe qualquer ligação química e a retenção depende da superfície:

quanto maior for a superfície, maior será o contacto.

A retenção bioactiva pode ser conseguida nos casos em que o implante é revestido com materiais bioactivos, como a hidroxiapatite. Estes materiais bioactivos estimulam a formação óssea, conduzindo a uma ligação físico-química. O implante é anquilosado com o osso.

O Princípio da Adaptação Curativa no Contexto da Insuficiência Óssea[123]

Em termos gerais, o princípio da adaptação à cicatrização sugere que um local hospedeiro que recebe um implante dentário tem de enfrentar todos os desafios relacionados com a cicatrização inicial e a função a longo prazo para que o implante sobreviva. Um local incapaz de cicatrizar irá manifestar uma falha precoce do implante, e um local que cicatriza inicialmente mas não mantém a integração irá falhar mais tarde. Por outras palavras, a fase de cicatrização pode ser considerada como a "promoção" da integração e a adaptação bem sucedida como a sua "perpetuação".

Holahan et al (2008)[124] demonstraram o efeito do tabagismo na falha de implantes em mulheres pós-menopáusicas. A curva de Kaplan Meier demonstra que os implantes em fumadoras falham a uma taxa mais elevada no primeiro ano após a colocação e que um implante que sobreviva 1 ano numa fumadora tem um padrão de sobrevivência semelhante ao de um implante que sobreviva 1 ano colocado numa não fumadora. A aplicação do princípio da adaptação à cicatrização permitiria concluir que o tabagismo afecta a cicatrização (promoção da integração) mas não afecta a adaptação (perpetuação da integração). De facto, é evidente que, em alguns doentes, o tabaco torna o hospedeiro insuficiente para suportar a osteointegração inicial.

No entanto, é interessante notar que os implantes que se integram em fumadores atingem um nível de suficiência indistinguível dos implantes bem sucedidos em não fumadores. Em contraste, um exemplo de promoção bem-sucedida e perpetuação mal-sucedida foi apresentado no estudo de **Buddula**

et al (2011)[125] , em que os implantes colocados em osso irradiado apresentaram taxas de sobrevivência iniciais excecionais, mas com taxas de insucesso significativamente mais elevadas 10 anos após a colocação do implante. Neste caso, a radiação não tornou o hospedeiro insuficiente para suportar a osteointegração inicial. Em vez disso, o hospedeiro foi incapaz de fornecer suficiência a longo prazo.

A importância da osseosuficiência é evidente tanto ao nível do implante como ao nível do hospedeiro. Um estado potencialmente insuficiente fornecido pelo hospedeiro pode ser superado pelas caraterísticas do implante para fornecer osseosuficiência como resultado das contribuições líquidas do hospedeiro e do implante. Um excelente exemplo de uma caraterística do implante que supera a suficiência do hospedeiro é visto no trabalho de **Balshe et al (2008)**[126] .

O Princípio de Adaptação Healinp no Contexto da Separação Óssea: Felizmente, a perda óssea marginal à volta dos implantes é uma condição lenta e progressiva. Este facto proporciona a oportunidade de estudar o comportamento a longo prazo do osso edêntulo e a manifestação da perda óssea marginal que o acompanha.

No entanto, as decisões clínicas erradas relativas à seleção das dimensões ósseas dos locais hospedeiros desfavoráveis para a colocação de implantes continuam a ser uma causa frequente de perda óssea marginal dramática e lamentavelmente previsível.

Esta situação ocorre com demasiada frequência no maxilar anterior, quando o volume do implante "ultrapassa" o volume do local de implantação disponível, e as tábuas ósseas labiais ou vestibulares envolvidas são inadvertidamente programadas para uma redução vertical rápida.

Encontra-se uma situação semelhante nos quadrantes ósseos posteriores, o que provavelmente explica o maior grau de fracasso em implantes de corpo largo. A disponibilidade de imagens radiográficas pré-tratamento optimizadas deve evitar este desafio adicional à osseosuficiência e as consequentes intervenções cirúrgicas secundárias que procuram camuflar estes percalços estéticos e até funcionais induzidos cirurgicamente.

O grau de perda óssea marginal pode ter consequências menores ou significativas quando analisado do ponto de vista funcional e estético, especialmente quando existe uma morfologia labial circunferencial favorável. Por conseguinte, a concetualização da perda óssea marginal com uma apreciação das expectativas mediadas pelo paciente é crucial para compreender a importância dessa perda óssea e qualquer eventual necessidade de medidas terapêuticas.

Osseointegração, Fase 0 Osseoseparação

- O implante é assintomático e imóvel.
- A "gengivite incómoda" pode ou não estar presente e é facilmente rectificada A perda óssea marginal é mínima.
- Elegível para serviço de pilar protético com resultado estético previsível.

Fase I da Osseoseparação

- O implante é assintomático e imóvel.
- A gengivite pode ou não estar presente.

• Elegível para o serviço de pilar protético, embora a perda óssea marginal e a exposição mínima do material do implante acompanhante possam impedir um resultado estético satisfatório.

- Facilmente gerida com desbridamento de rotina e protocolos de higiene oral.
- Não é necessária uma intervenção clínica adicional devido à localização não comprometedora do local, por exemplo - morfologia labial circum-oral favorável. Em alternativa,

podem ser indicadas pequenas alterações no desenho da prótese.

Fase II Osseoseparação

- O implante é assintomático e imóvel.
- A gengivite está frequentemente presente.
- Frequentemente, impede um resultado protético esteticamente satisfatório, uma vez que a quantidade de perda óssea marginal também expõe as roscas dos implantes.
- Não é possível obter considerações de higiene oral favoráveis ou um resultado estético satisfatório sem alterações secundárias no desenho da prótese ou sem tentar intervenções cirúrgicas gengivais plásticas secundárias.

Fase III Osseoseparação

- A localização da perda óssea pode ser variável e frequentemente substancial, embora o(s) implante(s) permaneça(m) assintomático(s) e imóvel(is).
- A gengivite está quase sempre presente.
- Só é elegível para o serviço de pilar protético se os problemas estéticos e de higiene oral resultantes puderem ser rectificados por intervenções adicionais.
- O resultado do tratamento e as considerações de prognóstico (tanto mediadas pelo paciente como pelo dentista) exigem frequentemente alterações no plano de tratamento original, incluindo a remoção do(s) implante(s) e o desenvolvimento do local cirúrgico.

Fase IV Osseoseparação

- O implante é geralmente sintomático e está quase sempre presente uma ligeira mobilidade.

- A perda óssea pode apresentar-se como inconsequente ou substancial.

- A gengivite pode ou não estar presente.

- Ocorreu uma falha biológica do processo de osseointegração (falha precoce) ou desenvolveu-se gradualmente numa base de osseoinsuficiência/dependente do tempo (falha tardia).

Vários factores que influenciam a osteointegração incluem :

- Biomaterial para implantes dentários

- Composição e estrutura da superfície

- Conceção do implante

- Calor

- Contaminação

- Estabilidade primária ou estabilidade inicial

- Qualidade dos ossos

- Crescimento epitelial para baixo

- Carregamento

a. Biomaterial para implantes dentários:

Os implantes não devem induzir uma resposta imunitária do hospedeiro. O titânio e certas cerâmicas de fosfato de cálcio são biocompatíveis e não estimulam uma reação de rejeição de corpo estranho.

b. Composição e estrutura da superfície:

Pensa-se que o Ti cp deve a sua capacidade de formar uma interface osseointegrada à camada de óxido resistente e relativamente inerte, que se forma muito rapidamente na sua superfície. Esta superfície tem sido descrita como osseocondutora, ou seja, propícia à formação óssea. Outros substratos têm também esta propriedade e podem igualmente estimular a formação óssea, uma propriedade conhecida como osseoindução

c. ImplanteDesign:

A grande maioria dos implantes disponíveis no mercado que reivindicam o estatuto de osseointegração têm uma forma cilíndrica. A sua conceção pode ser roscada ou carecer de aspectos microscópicos de retenção/estabilização semelhantes

d. Calor:

O aquecimento do osso a uma temperatura superior a 47°C durante a cirurgia de implantes pode resultar na morte das células e na desnaturação do colagénio. Como resultado, a osteointegração pode não ocorrer, em vez disso, o implante fica rodeado por uma cápsula fibrosa e a resistência ao cisalhamento da interface implante-hospedeiro é significativamente reduzida.

e. Contaminação:

A contaminação do local do implante por resíduos orgânicos e inorgânicos pode prejudicar a obtenção da osteointegração. Materiais como tecido necrótico, bactérias, reagentes químicos e resíduos de brocas podem ser prejudiciais a este respeito.

f Estabilidade primária ou estabilidade inicial:

Sabe-se que quando um implante se encaixa firmemente no local da osteotomia, é mais provável que ocorra a osseointegração. Este facto é frequentemente referido como estabilidade primária. Esta propriedade está relacionada com a qualidade de ajuste do implante, a sua forma e a morfologia e densidade ósseas.

g. *Qualidade dos ossos:*

É uma função da densidade óssea, da anatomia e do volume, e tem sido descrita através de vários índices. As classificações de Lekholm & Zarb e de Cawood & Howell são amplamente utilizadas para descrever a qualidade e a quantidade de osso. A primeira relaciona-se com a espessura e densidade do osso cortical e esponjoso e a segunda com a quantidade de reabsorção óssea. O volume ósseo não influencia por si só a osteointegração, mas é um importante fator determinante da colocação do implante

h. *Crescimento epitelial para baixo:*

Os primeiros projectos de implantes estavam frequentemente associados a um crescimento negativo do epitélio oral, que acabava por exteriorizar o dispositivo. Quando a nova geração de dispositivos de cp Ti foi introduzida, *tomou-se* muito cuidado para evitar este facto, cobrindo inicialmente o corpo do implante com mucosa oral enquanto ocorria a osteointegração. O corpo do implante era então exposto e era adicionada uma superestrutura, uma vez que se sabia que a interface osseointegrada era resistente ao crescimento epitelial.

i. *Esquemas de carregamento:*

Carga retardada: A prótese é colocada no segundo procedimento após um período de cicatrização convencional de 3 a 6 meses.

Carga precoce: A prótese é colocada durante um segundo procedimento, mais cedo do que o período de cicatrização convencional de 3 a 6 meses. O tempo de carga deve ser indicado em dias ou semanas.

Carga imediata / direta: A prótese é fixada aos implantes no mesmo dia em que os implantes são colocados.

- Perda de osso:

A avaliação por radiografia é considerada como um método para medir a perda óssea da crista para facilitar o sucesso do tratamento com implantes. Uma perda óssea peri-implantar marginal vertical de 1-1,5 mm durante o primeiro ano de função, seguida de uma perda óssea anual de 0,1-0,2 mm, foi registada em vários estudos clínicos e é considerada normal. Uma perda óssea superior a este valor é motivo de preocupação para o dentista. O critério proposto por **Albektsson et al**. de que a perda óssea vertical deve ser inferior a 0,2 mm por ano após o primeiro ano de função de um implante é amplamente citado e utilizado para a avaliação do sucesso dos implantes dentários. **Astrand et al.**, no seu estudo, monitorizou radiograficamente o nível ósseo marginal no momento da inserção de um acessório e verificou que a perda óssea entre a colocação do acessório e a inserção de uma prótese era várias vezes maior em comparação com a perda óssea entre a inserção de uma prótese e um acompanhamento de 5 anos. Foi registada uma média de 0,6 mm de perda óssea radiográfica no primeiro ano de colocação, sem qualquer perda óssea significativa nas visitas de acompanhamento até 5 anos. Também foram registados resultados semelhantes após 8 anos.

A perda de osso marginal ocorre tanto durante o período de cicatrização (ou seja, desde o momento em que o acessório é instalado no osso até à segunda fase da cirurgia) como após a ligação do pilar. Vários factores que contribuem para a perda de osso marginal incluem (1) trauma cirúrgico, como o descolamento do periósteo e os danos causados durante a perfuração; (2) distribuição incorrecta da tensão causada por um desenho protético defeituoso e trauma oclusal; (3) reabsorção fisiológica do rebordo; e (4) gengivite, que, se for permitida a progressão, levará à entrada de bactérias e das suas toxinas na estrutura óssea subjacente.

A avaliação do diagnóstico de *periimplantite* deve exigir a deteção de hemorragia à sondagem, bem como de perda óssea nas radiografias. A peri-implantite afecta inicialmente a parte marginal dos tecidos peri-implantares e o implante pode permanecer estável e em função durante períodos de tempo variáveis. A mobilidade do implante não é, portanto, um sintoma essencial da peri-implantite, mas pode ocorrer numa fase final da progressão da doença e indica uma perda completa da integração.

Os defeitos semelhantes a crateras à volta dos implantes são frequentemente encontrados em radiografias obtidas de locais com peri-implantite. A perda óssea nesses locais parece ser simétrica, ou seja, uma quantidade semelhante de perda óssea ocorre nos aspectos mesial, distal, vestibular e lingual dos implantes. Por outro lado, a morfologia do defeito ósseo pode variar consoante a dimensão horizontal do rebordo alveolar. Assim, em locais onde a largura vestibular-lingual do rebordo excede a da lesão peri-implantar, pode permanecer uma parede óssea vestibular e lingual. Pelo contrário, em locais com um rebordo estreito, o osso vestibular e lingual será reabsorvido e perdido durante a progressão da peri-implantite. **(Fig. 23)**

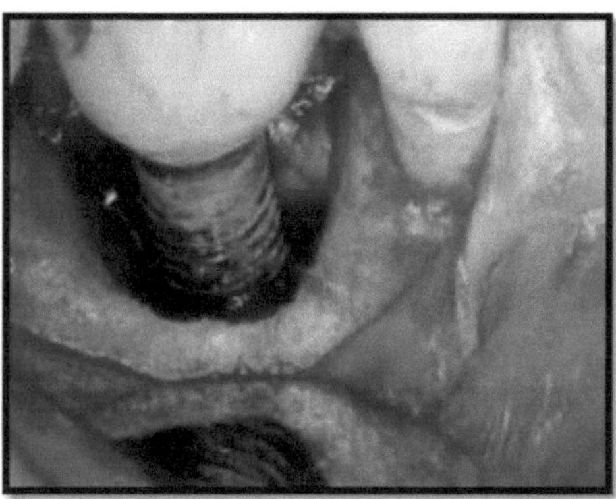

Fig. 23-Fotografia clínica de um implante afetado por hiperimplantite (note-se a perda óssea circunferencial);

Em geral, se mais de um terço da altura do implante tiver perdido o contacto ósseo da crista, o implante corre um risco significativo, independentemente da quantidade original do contacto implante-osso.

Em estudos a curto prazo, ***Mengel et al (2005)*** ^ descreveram que a comparação da perda óssea anual nos implantes revelou uma perda ligeiramente, mas não significativamente, maior nos pacientes com periodontite agressiva generalizada do que nos pacientes periodontalmente saudáveis e com periodontite crónica. No entanto, ***De Boever et al. (2009)***[12S] relataram que os pacientes periodontalmente saudáveis e os pacientes com periodontite crónica não apresentam diferenças nas variáveis peri-implantares, mas os pacientes com periodontite agressiva generalizada têm mais perda óssea marginal e mais peri-implantite.

Em estudos a longo prazo, a perda óssea marginal em pacientes com periodontite agressiva generalizada, em comparação com implantes em pacientes periodontalmente saudáveis ou pacientes com periodontite crónica, mostrou uma incidência significativamente mais elevada ***(Mengel et al 2001; 2007)" 9™***. Estes estudos sugerem uma maior suscetibilidade à perda óssea marginal progressiva à volta dos implantes em pacientes com periodontite agressiva generalizada. Por conseguinte, a perda óssea marginal em implantes em pacientes com periodontite agressiva generalizada, em comparação com implantes em pacientes periodontalmente saudáveis ou pacientes com periodontite crónica, não foi significativamente maior em estudos a curto prazo, mas foi significativamente maior em estudos a longo prazo.

Ao longo dos anos, têm sido feitas tentativas para prevenir ou reduzir a perda óssea marginal através da modificação da ligação implante-pilar. O conceito de platform switching (PS) foi introduzido por **Lazzara** e **Porter,** quando se observou radiograficamente uma perda óssea vertical mínima à volta de implantes com pilares incompatíveis (ou seja, os pilares tinham um diâmetro inferior ao das respectivas plataformas de implante). Quando são utilizados componentes de implantes e restaurações com diâmetros correspondentes no fabrico da restauração definitiva, o osso da crista que contacta com o implante normalmente remodela 1,5 a 2,0 mm apicalmente, aproximadamente até à primeira rosca do implante. Em contraste, quando são colocados componentes de diâmetro mais pequeno em plataformas de implantes de diâmetro mais largo, a quantidade de remodelação da crista óssea é visivelmente reduzida, com muitos implantes restaurados com troca de plataforma a não apresentarem qualquer perda vertical na altura da crista óssea.

- Peri-Irnplantite Retrógrada (Origem de Oclusão Traumática, Não Infecciosa, Forças Fora do Eixo Longo, Prematura de Carga Excessiva)

O primeiro trabalho publicado que correlaciona a perda óssea marginal com o aperto dentário relatado e o desgaste oclusal registado nas próteses foi publicado por **Lindquist et al (1996)**[131] . Esta condição foi referida como peri-implantite retrógrada, que foi descrita por Misch como uma falha retrógrada do implante possível devido a microfracturas ósseas causadas por carga ou sobrecarga prematura do implante, outras formas de trauma ou factores oclusais.

O mecanismo pelo qual a peri-implantite retrógrada induz a falha do implante pode ser explicado pelo facto de que, uma vez que a exigência biomecânica tenha excedido a capacidade de suporte de carga do osso, podem ocorrer microfracturas do osso na interface do implante. Também podem ocorrer se os microdanos se acumularem mais rapidamente do que podem ser reparados, resultando numa fratura por fadiga na interface osso-implante.

Breetz et al referiram que os factores etiológicos que causam lesões periapicais à volta dos implantes (referidas como peri-implantite retrógrada) incluem o envolvimento bacteriano resultante de dentes extraídos (colocação num alvéolo infetado) ou dos dentes remanescentes (infeção cruzada), geração de calor excessivo durante a colocação e carga prematura (como foi descrito num relatório de **Mcallister et al). Reiser e Nevins** sugeriram que as lesões periapicais podem ocorrer devido a um espaço residual resultante da colocação incompleta do implante até à profundidade total da osteotomia). Com base num estudo realizado por **Misch,** sugeriram o papel da carga prematura ou sobrecarga, para além de outros tipos de trauma.

Bretz et al (1997) também demonstraram que os implantes afectados por peri-implantite retrógrada são caracterizados por perda óssea radiográfica periapical sem (pelo menos inicialmente) inflamação gengival. A microflora de um implante deste tipo foi descrita por **Rosenberg** como consistente com a saúde periodontal, consistindo maioritariamente em estreptococos e organismos não móveis. A microflora subgengival de uma falha de implante devido a peri-implantite retrógrada é semelhante à microflora em redor de implantes saudáveis.

As razões pelas quais os tecidos peri-implantares não acomodam tensões biomecânicas acrescidas foram explicadas por **Meffect.** Afirmou que os implantes se movem minimamente no osso em comparação com os seus homólogos naturais porque o ligamento periodontal hipertrofia com o aumento da função, permitindo um maior movimento no osso. Outro fator é que, com a sobrecarga, ocorre microfracturação do osso. Por outro lado, o volume de osso mineralizado pode estar reduzido à volta dos dentes naturais, mas na ausência de inflamação ou doença periodontal, a situação é reversível quando a sobrecarga é eliminada ou reduzida. Finalmente, existe uma área de suporte reduzida no implante em forma de raiz em comparação com os dentes naturais, porque o ligamento periodontal está ligado a um dente natural com maior área de superfície e permite uma carga fora do eixo.

Uma hipótese combinada foi proposta por **Esposito et al.**[10] . Estes afirmaram que, em algumas circunstâncias, tanto a sobrecarga como as etiologias infecciosas podem sobrepor-se, dando origem a uma etiologia mista. Esta hipótese pode basear-se no facto de que, com a perda de osso de suporte à volta do implante devido à agressão bacteriana, o implante fica sujeito a uma sobrecarga. O inverso também pode ocorrer se o implante for sujeito a sobrecarga e perda de osso de suporte seguido de invasão bacteriana, dando origem a uma situação de etiologia mista. **S. D Ferreira et al (2006)**[34] sugeriram que os pacientes com periodontite, diabetes e má higiene oral são mais propensos a desenvolver peri-implantite.

Em conclusão, uma análise cuidadosa das forças oclusais, um número adequado de implantes, uma colocação e distribuição precisas dos implantes e um acompanhamento adequado são obrigatórios para proteger o implante da peri-implantite retrógrada.

III. Mobilidade dos implantes

A estabilidade dos implantes pode ser vista como uma combinação de:

1. Estabilidade mecânica, que resulta do facto de o osso comprimido manter o implante firmemente no lugar.
2. Estabilidade biológica, que é o resultado da formação de novas células ósseas no local do implante e da osteointegração.

A estabilidade mecânica é geralmente elevada imediatamente após a colocação do implante (estabilidade primária). Isto deve-se à compressão mecânica do osso quando o implante é colocado, e diminui com o tempo.

A estabilidade biológica, por outro lado, é inexistente imediatamente após a colocação. Só se torna aparente com a formação de novas células ósseas no local do implante e aumenta com o tempo (estabilidade secundária).

Por outras palavras, como resultado da osteointegração, a estabilidade mecânica inicial é complementada e/ou substituída pela estabilidade biológica, e o nível de estabilidade final de um implante é a soma das duas. A estabilidade não se mantém geralmente constante após a colocação do implante. Por exemplo, é provável que haja uma diminuição inicial da estabilidade seguida de um aumento subsequente à medida que o implante se torna biologicamente estável.

Um implante saudável move-se menos de 73μm; assim, a sua mobilidade clínica é nula. Um implante móvel indica a presença de tecido conjuntivo entre o implante e o osso. A interface implante-osso também apresenta movimento lateral.

Fixação rígida é um termo clínico que significa a ausência de mobilidade clínica observada de um implante testado com forças verticais ou horizontais, inferiores a 500gm, semelhante à avaliação de dentes. A fixação rígida é normalmente o primeiro critério clínico avaliado para um implante dentário.

Sekine et al (1986) avaliaram o movimento de implantes endósteos com fixação rígida e encontraram um intervalo de 12- 66 inn de movimento na direção labiolingual.

Komiyana et al (1989) relataram 40- 115µm de movimento do implante na direção mesiodistal sob a força de 2000gm e um intervalo labiolingual de 11-66 µm.

Rangert et al (1991)[132] sugeriram que parte deste movimento pode dever-se à flexão do componente. No entanto, o maior movimento do implante na dimensão mesiodistal corresponde à falta de osso cortical entre os implantes nesta direção, em comparação com as placas corticais laterais mais espessas presentes na dimensão labiolingual.

A mobilidade dos implantes varia em proporção direta com a carga aplicada e a densidade óssea e reflecte a deformação elástica do tecido ósseo. Estas caraterísticas de mobilidade corroboram as descobertas de **Fenton et al (1987)** que aplicaram uma carga de 500gm durante 4 segundos a dentes anteriores do maxilar e implantes osseointegrados. Os implantes foram deslocados numa média de 10 µm com um retorno elástico rápido (menos de 1 milissegundo), enquanto os dentes mostraram um deslocamento médio de 57µm com um retorno viscoelástico prolongado.

A avaliação da estabilidade (ou mobilidade) do implante é uma medida importante para determinar se a osseointegração está a ser mantida. No entanto, é importante salientar que esta medida tem uma sensibilidade extremamente baixa, mas uma especificidade elevada. Ou seja, pode ocorrer uma grande perda óssea à volta de um implante, mas este permanecer estável (a medida de estabilidade tem, neste caso, uma sensibilidade baixa para a deteção de um implante que perdeu muito do seu suporte ósseo). Por outro lado, se for detectada uma mobilidade significativa, é provável que o implante tenha falhado (a mobilidade é altamente específica para a deteção da falha do implante). Existe um grande interesse em avaliar a estabilidade do contacto osso-implante de uma forma não invasiva.

Ao contrário de um dente, para o qual a mobilidade não é um fator primário de longevidade, a mobilidade é um fator determinante primário para a saúde do implante.

As técnicas para avaliar a mobilidade dos implantes são semelhantes às utilizadas para a mobilidade dos dentes naturais. Dois instrumentos rígidos aplicam uma força labiolingual de aproximadamente 500gm. A amplitude da mobilidade do implante pode ser classificada de 0 a 4.

ESCALA	DESCRIÇÃO
0	Ausência de mobilidade clínica com 500gm em qualquer direção
1	Ligeiro movimento horizontal detetável
2	Mobilidade horizontal visível moderada até 0,5 mm
3	Vários movimentos horizontais superiores a 0,5 mm
4	Movimento horizontal visível moderado a grave e qualquer movimento vertical visível

Duas ferramentas electrónicas que têm sido utilizadas como formas não invasivas de avaliar a estabilidade do implante são a resistência ao impacto (por exemplo, Periotest) e a análise da frequência de ressonância (RFA).

Originalmente concebido para avaliar quantitativamente a mobilidade dentária, o ***Periotest*** (Gulden, Bensheim, Alemanha) é um dispositivo eletrónico não invasivo que fornece uma medição objetiva da reação do periodonto a uma carga de impacto definida aplicada à coroa do dente. O valor do Periotest depende, até certo ponto, da mobilidade do dente, mas principalmente das caraterísticas de amortecimento do periodonto. Apesar da dependência do periodonto, o Periotest também tem sido utilizado para avaliar a estabilidade dos implantes. No entanto, ao contrário dos dentes, o movimento dos implantes e do osso circundante é minúsculo e, por conseguinte, os valores do Periotest situam-se num intervalo muito mais pequeno em comparação com o intervalo encontrado nos dentes. A deteção da mobilidade horizontal pode ser uma vantagem significativa para a utilização do Periotest, porque é muito mais sensível ao movimento horizontal do que a deteção semelhante por outros meios, como a avaliação manual. Além disso, muitas variáveis têm sido associadas ao uso do Periotest, relacionadas ao posicionamento do dispositivo. (Fig. 24)

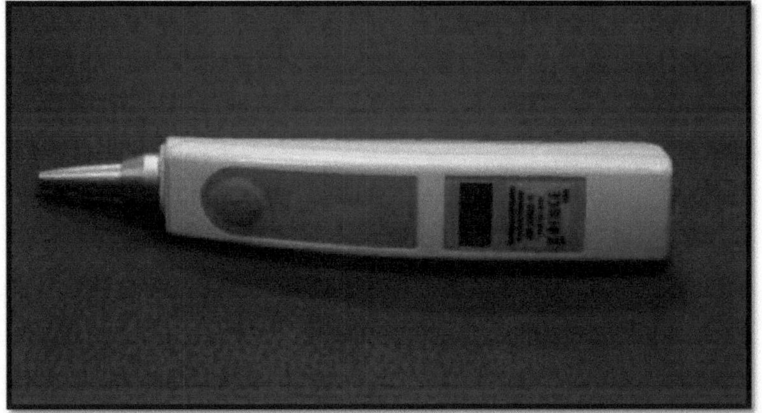

Fig. 24 - O Periotest® (Siemens AG, Benshein, Alemanha) mede a mobilidade dentária e a estabilidade do implante através do valor do periotest (PTV).

A análise da frequência de ressonância (RFÄ) é outro método não invasivo utilizado para medir a estabilidade dos implantes. Este método utiliza um transdutor que é ligado ao implante ou ao pilar. É aplicado um sinal de estado estável ao implante através do transdutor e é medida uma resposta. O valor RFA é uma função da rigidez do implante nos tecidos circundantes. A rigidez é influenciada pelo implante, pela interface entre o implante e o osso, pelos tecidos moles, bem como pelo próprio osso circundante. Para além disso, a altura do implante ou do pilar acima do osso influenciará o valor da RFA. No entanto, ao contrário do Periotest, o RFA não depende do movimento numa só direção. Um aumento no valor da RFA indica uma maior estabilidade do implante, enquanto que uma diminuição indica uma perda de estabilidade. No entanto, esta é uma medida relativa e ainda não foi determinado se a RFA é capaz de detetar uma falha iminente antes de o implante falhar efetivamente. Atualmente, muito interesse e investigação têm-se centrado na utilização de métodos não invasivos para avaliar a estabilidade dos implantes. A mobilidade continua a ser o principal sinal de falha do implante, pelo que a deteção da mobilidade é um parâmetro importante. **(Fig. 25)**

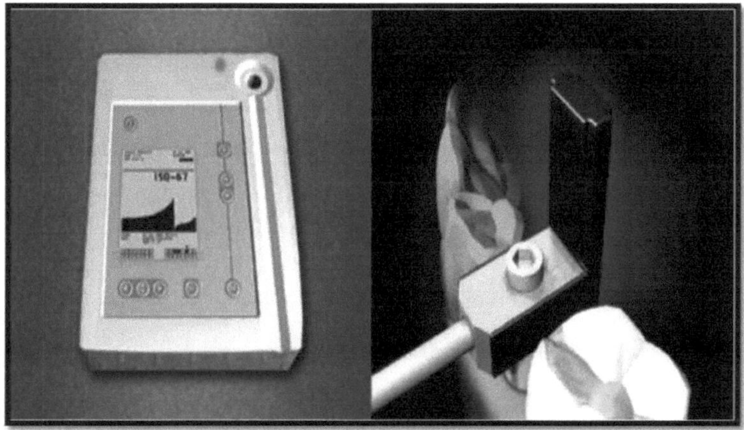

*Fig. 25 - **Fotografias que mostram os primeiros produtos comerciais de analisador de frequência de ressonância, (a) o OsstellTM e (b) a aplicação do transdutor eletrónico Osstell TM ao implante***

Se ocorrer uma infeção e o implante se tornar móvel, deve ser removido para evitar mais danos. **Jaffin R.A (1991)**[86]

IV Manutenção inadequada do doente

Um dos factores-chave para o sucesso a longo prazo dos implantes orais é a manutenção de tecidos saudáveis à sua volta. Foi demonstrada uma relação de causa e efeito entre a acumulação de placa bacteriana e o desenvolvimento de alterações inflamatórias nos tecidos moles que rodeiam os implantes orais **(Pontoriero et al, 1994)**[133] . Se esta condição não for tratada, pode levar à destruição progressiva dos tecidos que suportam um implante, o que pode comprometer o seu futuro e, em última análise, levar ao seu fracasso.

Para manter os tecidos saudáveis à volta do implante, é importante instituir um regime preventivo eficaz (terapia de suporte).

A compreensão das razões pelas quais os pacientes perderam os dentes é uma questão importante. Os pacientes que perderam os dentes devido a um traumatismo ou acidente são geralmente pacientes complacentes. Pelo contrário, os que perderam os dentes devido a doença periodontal ou negligência são muitas vezes mais difíceis **(Meffert, 1995).** Uma vez que os implantes dentários requerem uma manutenção intensiva, os pacientes não conformes têm de ser cuidadosamente informados e treinados antes de decidirem iniciar a terapia com implantes. A compreensão por parte dos pacientes dos requisitos de manutenção é crucial e estas obrigações devem ser esclarecidas ao paciente inicialmente e durante as consultas subsequentes.

O doente é responsável por manter os implantes em bom estado de conservação (ou seja, seguir as instruções para uma higiene correta e comunicar qualquer desconforto, dor, odor ou sabor ao dentista o mais rapidamente possível para evitar danos adicionais). O incumprimento do protocolo de higiene por parte do paciente conduzirá certamente a consequências indesejáveis.

CAPÍTULO 11. PERSPECTIVAS FUTURAS

Durante a próxima década, os avanços tecnológicos e científicos têm o potencial de transformar a colocação de implantes em todos os doentes - tanto saudáveis como comprometidos - numa operação mundana e previsivelmente bem sucedida. Os desenvolvimentos prováveis incluem a implementação da engenharia genética e de tecidos em conjunto com a cirurgia óssea e a colocação de implantes, bem como a melhoria sistémica do metabolismo ósseo. As proteínas morfogenéticas ósseas (BMP), as BMP humanas recombinantes (rhBMP) e o Plasma Rico em Plaquetas (PRP) em conjunto com o enxerto autógeno já estão a ser utilizados. No futuro, os factores de crescimento disponibilizados através da utilização de PRP podem muito bem estar disponíveis através de tecnologia recombinante, simplificando assim todo o processo de tratamento. A superfície TiUnite parece ser um precursor da eventual capacidade de revestir superfícies de implantes com proteínas geneticamente modificadas para estimular o crescimento ósseo. [134]

A recente descoberta de que existem células estaminais nos dentes tem o potencial de transformar a medicina dentária. Os investigadores estão a utilizar células estaminais para criar implantes dentários vivos. É provável que este conhecimento permita aos dentistas regenerar os dentes em falta na boca do doente, em alternativa aos implantes dentários convencionais. O enxerto de células estaminais é a mais recente tecnologia em evolução para ajudar o osso a crescer em partes deficientes do maxilar. Outros avanços tecnológicos neste sentido poderão tornar-se mais comuns em todo o mundo, talvez dentro de alguns anos.

CONCLUSÃO

Os implantes dentários ganharam uma enorme popularidade durante a última década, com um esforço constante para os tornar mais fáceis de utilizar e causar o mínimo de complicações possíveis, dando assim um impulso global à ciência em rápida evolução da implantologia dentária.

O objetivo do tratamento com implantes dentários é abordar as preocupações dos pacientes de uma forma económica e minimamente invasiva que proporcione ao paciente o maior benefício terapêutico e o exponha ao menor risco. Uma vez que nenhuma intervenção é totalmente isenta de riscos, deve ser sempre considerada a gama de possíveis complicações. Devem ser estabelecidos critérios aceitáveis a longo prazo e devem ser identificados os factores limitantes antes da reconstrução protésica, a fim de minimizar a ocorrência de complicações.

As complicações dos implantes podem dever-se a uma seleção inadequada do doente, a complicações cirúrgicas e protéticas, a maioria das quais pode ser gerida, evitando assim o fracasso da prótese. Um grau de complicação impossível de gerir é considerado um fracasso. O fracasso do implante é uma condição de resultado final estático que requer a remoção de um implante fracassado.

Devido ao notável sucesso dos implantes dentários, tem havido um interesse crescente em identificar os factores associados ao insucesso dos implantes. O insucesso dos implantes tem uma dimensão multifatorial. A maior parte da literatura passada e atual aponta o tabagismo como um dos principais factores de risco que afectam o sucesso dos implantes. O tabagismo provoca uma perda óssea marginal significativamente maior, aumenta a incidência de peri-implantite e afecta as taxas de sucesso dos enxertos ósseos. A utilização de bifosfonatos orais aquando da colocação do implante também está associada ao insucesso do implante dentário. As doenças sistémicas limitam a aplicação da terapia com implantes dentários. Um maior conhecimento do processo de doença subjacente melhorou a gestão dos pacientes que sofrem de anomalias do metabolismo ósseo, diabetes mellitus, perturbações hematológicas, etc., o que levou a uma redução das taxas de insucesso. Os factores locais, como a quantidade e a densidade do osso disponível, a qualidade gengival e a condição periodontal, também afectam grandemente o sucesso a longo prazo do implante.

É necessário identificar a causa do insucesso não só para tratar a condição atual, mas também como uma experiência de aprendizagem para tratamentos futuros. O insucesso dos implantes levou a inovações contínuas de vários sistemas de implantes e a diferentes modalidades de tratamento intercetivo. Estas preocupações também levaram à seleção de vários desenhos de implantes. Uma recolha de dados adequada, o feedback do doente e ferramentas de diagnóstico precisas ajudarão a identificar a razão do insucesso. É sempre possível uma intervenção precoce se forem efectuados controlos regulares.

Assim, com uma seleção adequada do paciente e um planeamento do tratamento, a utilização de implantes dentários para suportar restaurações que substituem dentes em falta pode proporcionar restaurações funcionais e estéticas duradouras.

O sucesso é alcançado se for dado o devido respeito à função, à estética e à higiene e é papel do dentista identificar as possíveis complicações no momento certo para evitar falhas.

"Não há segredos para o sucesso. É o resultado da preparação, do trabalho árduo e da aprendizagem com o fracasso." -Colin Powell

REFERÊNCIAS

1. **Oshida Y, Tuna EB, Aktoren O, Gengay K.** Sistemas de implantes dentários. *IntJMol Sci. 2010 Abr 12;ll(4):1580-678.*

2. **Binon PP.** Implantes e componentes: entrar no novo milénio. *Int J Oral Maxillofac Implants. 2000 Jan-Fev;15(l):76-94.*

3. **Melanie RW, Stanley GV.** Uma revisão da literatura dentária selecionada sobre o planeamento do tratamento baseado em provas para implantes dentários: Relatório do Comité de Investigação em Dentisteria Protética Fixa da Academia de Dentisteria Protética Fixa. *J Prosthet Dent 2004;92:447- 62.*

4. **António BA, Maria TPG, Abdul N.** Infecções em implantologia: Da profilaxia ao tratamento. *Med Oral Patol Oral Cir Bucal 2007;12:E323-30.*

5. **Siddharth N, Dipika G, Sonal P, Vipul A.** Avaliação clínica e parâmetros de diagnóstico para monitorizar o prognóstico de implantes. *J. Adv Oral Research. 2012 Apr; 3(1): 1-6.*

6. **Lisa AL, Kenneth B.** O efeito da utilização de um dispositivo de binário computorizado no complexo do implante do pilar. *J Prosthet Dent 1999; 81: 411-7*

7. **Glossário de termos de prótese dentária.** JPD-2001

8. **Prashanti E, Sajjan S, Reddy JM.** Failures in implants (Falhas em implantes). *Indian J Dent Res. 2011 maio-Jun;22(3):446-53.*

9. **Smith DE, Zarb GA.** Critérios para o sucesso de implantes endósseos osseointegrados. *JProsthet Dent 1989;62:567-72*

10. **Esposito M, Hirsch JM, Lekholm U, Thomsen P.** Factores biológicos que contribuem para falhas de implantes orais osseointegrados (I) critérios de sucesso e epidemiologia. *Eur J Oral Sci 1998;106:527- 5 1.*

11. **Hubertus Spiekermann:** Atlas a Cores de Implantologia em Medicina Dentária. *Thieme Medical Publishers. Inc. NY 1995.*

12. **Zarb GA, Schmitt A.** A eficácia clínica longitudinal dos implantes dentários osseointegrados: o estudo de Toronto. Parte III: problemas e complicações encontradas. *J Prosthet Dent 1990;64:185-194.*

13. **Misch K, Wang H.** Complicações da cirurgia de implantes: etiologia e tratamento. *Implant Dent 2008;l 7(2):159-168.*

14. **Greenstein G, Cavallaro J, Romanos G, Tarnow D.** Recomendações clínicas para evitar e gerir complicações cirúrgicas associadas à implantologia dentária: uma revisão. *J Periodontal 2008;79(8):1317-1329.*

15. **Heydenrijk K, Meijer HJ, Reijden Vander WA, Raghoebar GM, Vissink A, Stegenga B.** Microbiota em torno de implantes endósseos de forma radicular. Uma revisão da literatura. *Int J Oral Maxillofac Implants 2002;17:829-39.*

16. **Salonen MA, Oikarinen K, Virtanen K, Pernu H.** Falhas na osseointegração de implantes endósseos. *Int J Oral Maxillofac Implants 1993;8:92-7.*

17. **Guckes AD, Brahim JS, McCarthy GR, Rudy SF, Cooper LF.** Utilização de implantes dentários endósseos em pacientes com displasia ectodérmica. *JAm Dent Assoc 1991;122:59-62.*

18. **Oesterle LJ, Cronin RJ Jr, Ranly DM.** Implantes maxilares e o paciente em crescimento. *IntJ Oral Maxillofac Implants 1993;8:377-87*

19. **Bryant SR.** Os efeitos da idade, do local do maxilar e da condição óssea nos resultados dos implantes orais. *Int J Prosthodont 1998;11:470-90*

20. **Cronin RJ Jr, Oesterle LJ.** Utilização de implantes em pacientes em crescimento. Preocupações com o planeamento do tratamento. *Dent Clin North Am 1998;42:1-34.*

21. **Ostler MS, Kokich VG.** Alterações do rebordo alveolar em pacientes com falta congénita de segundos pré-molares inferiores. *J Prosthet Dent 1994;71:144-149.*

22. **Westwood RM, Duncan JM.** Implantes em adolescentes: uma revisão da literatura e relatos de casos. *Int J Oral Maxillofac Implants 1996;11:750-5.*

23. **Smith RA, Berger R, Dodson TB.** Factores de risco associados a implantes dentários em pacientes saudáveis e clinicamente comprometidos. *Int JOral Maxillofaclmplants 1992;7:367-72.*

24. **Kronstrom M, Svenson B, Hellman M, Persson GR.** Falhas precoces de implantes em pacientes tratados com implantes dentários de titânio Branemark System: um estudo retrospetivo. *Int J Oral Maxillofac Implants 2001;16:201-7.*

25. **Kronstrom M, Svensson B, Erickson E, Houston L, Braham P, Persson GR.** Humoral immunity host factors in subjects with failing or successful titanium dental implants. *J Clin Periodontol 2000;27:875-82.*

26. **Nosaka Y, Tachi Y, Shimpuku H, Kawamura T, Ohura K.** Associação do polimorfismo do gene do recetor da calcitonina com a perda óssea marginal precoce em redor de implantes endósseos. *Int J Oral Maxillofac Implants 2002;17:38-43.*

27. **Kornman KS, Crane A, Wang HY, Giovine FS, Newman MG, Pirk FW, et al.** O genótipo da interleucina-1 como fator de gravidade na doença periodontal do adulto. *JClin Periodontol 1997;24:72-7.*

28. **Salcetti JM, Moriarty JD, Cooper LF, Smith FW, Collins JG, Socransky SS, et al.** As caraterísticas clínicas, microbianas e de resposta do hospedeiro do implante falhado. *Int J Oral Maxillofac Implants 1997;12:32-42.*

29. **Wilson TG Jr, Nunn M.** A relação entre o genótipo periodontal da interleucina-1 e a perda de implantes. Dados iniciais. *J Periodontal*

1999;70:724-9.

30. **Khadivi V, Anderson J, Zarb GA.** Doença cardiovascular e resultados do tratamento com cirurgia de osseointegração. *J Prosthet Dent* 1999; 81: 533-6

31. **Fiorellini JP, Chen PK, Nevins M, Nevins ML.** Um estudo retrospetivo de implantes dentários em pacientes diabéticos. *Int J Periodontics Restorative Dent 2000;20:366-73.*

32. **Olson JW, Shernoff AF, Tarlow JL, Colwell JA, Scheetz JP, Bingham SF.** Avaliações de implantes dentários endósseos numa população diabética de tipo 2: um estudo prospetivo. *Int J Oral Maxillofac Implants 2000;15:811-8.*

33. **Mellado-Valero A, Ferrer García JC, Herrera Ballester A, Labaig Rueda C.** Efeitos da diabetes na osseointegração de implantes dentários. *Med Oral Patol Oral Cir Bucal. 2007 Jan l;12(l):E38-43.*

34. **Ferreira SD, Silva GL, Cortelli JR, Costa JE, Costa FO.** Prevalência e variáveis de risco para doença peri-implantar em indivíduos brasileiros. *JClm Periodontol. 2006 Dec;33(12):929-35.*

35. **Morris HF, Ochi S, Winkler S.** Sobrevivência de implantes em pacientes com diabetes tipo 2: colocação a 36 meses. *Ann Periodontol 2000;5:157-65.*

36. **Ellies LG.** Alteração de sensibilidade após cirurgia de implante mandibular: um estudo retrospetivo. *J Prosthet Dent. 1992 Oct;68(4):664-71.*

37. **James W. Curtis.** Colocação e restauração de implantes após transplante de medula óssea para leucemia crónica: Relato de um caso. *Int J Oral Maxillofac Implants 1996; 11:81-86.*

38. **Dao TT, Anderson JD, Zarb GA.** A osteoporose é um fator de risco para a osseointegração de implantes dentários? *Int J Oral Maxillofac*

Implants. 1993;8(2):137-44.

39. **Fujimoto T, Niimi A, Sawai T, Ueda M.** Efeitos da osteoporose induzida por esteróides na osseointegração de implantes de titânio. *Int J Oral Maxillofac Implants. 1998 Mar-Abr;13(2):183-9.*

40. **BeckerW, Hujoel PP, Becker BE, Willingham H.** Osteoporose e fracasso dos implantes: um estudo exploratório caso-controlo. *JPeriodontol. 2000 Apr;71(4):625-31.*

41. **August M, Chung K, Chang Y, Glowacki J.** Influência do estatuto de estrogénio na osseointegração de implantes endósseos. *J Oral Maxillofac Surg 2001;59:1285-9.*

42. **Heckmann SM, Heckmann JG, Weber HP.** Resultados clínicos de três pacientes com doença de Parkinson tratados com overdentures de implantes mandibulares. *Clin Oral Implants Res. 2000Dec;ll(6):566-71.*

43. **Strietzel FP, Rothe S, Reichart PA, Schmidt-Westhausen AM.** Tratamento protético com implantes em pacientes infectados pelo HIV que recebem terapia antirretroviral altamente ativa: relato de casos. *Int J Oral Maxillofac Implants. 2006 Nov-Dez;21(6):951-6.*

44. **Documento de posição da AAOMS.** Documento de posição da Associação Americana de Cirurgiões Orais e Maxilofaciais sobre osteonecrose dos maxilares relacionada com bisfosfonatos. *J Oral Maxillofac Surg* 2007; 65: 369 - 7 6.

45. **Yip JK, Borrell LN, Cho SC, Francisco H, Tarnow DP.**

Associação entre o uso de bifosfonatos orais e o insucesso de implantes dentários em mulheres de meia-idade. *J Clin Periodontol. 2012 Apr;39(4):408-14.*

46. **Jeffcoat MK.** Segurança dos bisfosfonatos orais: estudos controlados no osso alveolar. *Int J Oral Maxillofac Implants. 2006 May- Jun;21(3):349-53.*

47. **Dent CD, Olson JW, Parish SE, Bellome J, Casino AJ, Morris HF, et al.** A influência dos antibióticos pré-operatórios no sucesso dos implantes endósseos até à cirurgia de fase II, inclusive: um estudo de 2.641 implantes. *J Oral Maxillofac Surg 1997;55:19-24.*

48. **August M, Bast B, Jackson M, Perrott D.** Utilização do implante mandibular fixo em doentes com cancro oral: um estudo retrospetivo. *J Oral Maxillofac Surg. 1998 Mar;56(3):297-301.*

49. **Granstrôm G, Bergstrom K, Tjellstrôm A.** O aparelho auditivo ancorado no osso e a epítese ancorada no osso para malformações congénitas do ouvido. *Otolaryngol Head Neck Surg. 1993 Jul;109(l):46- 53.*

50. **Albrektsson T.** Um relatório multicêntrico sobre implantes orais osseointegrados. *J. Prosthet. Dent. 1988: 60: 75.*

51. **Weischer T,** Mohr **C.** Experiência de dez anos na reabilitação com implantes orais de pacientes com cancro: conceito de tratamento e critérios de sucesso propostos. *Int J Oral Maxillofac Implants. 1999 Jul-Ago;14(4):521-8.*

52. **Bain CA,** Moy **PK.** A associação entre o insucesso dos implantes dentários e o consumo de cigarros. *Int J Oral Maxillofac Implants. 1993;8(6):609-15.*

53. **Haas R, Haimbôck W, Mailath G, Watzek G.** A relação do tabagismo no tecido peri-implantar: um estudo retrospetivo. *J Prosthet Dent. 1996Dec;76(6):592-6.*

54. **Kan JY, Rungcharassaeng K, Lozada JL, Goodacre CJ.** Efeitos do tabagismo no sucesso do implante em seios maxilares enxertados. *J Prosthet Dent. 1999 Sep;82(3):307-ll.*

55. **Grander U, Gaberthuel T, Boitel N, Imoberdorf M, Meyenberg K, Andreoni C, Meier T.** Avaliação do desempenho clínico do implante osseolite: definição da previsibilidade protética. *Compend Contin Educ Dent*

1999; 20: 628-640. Citado em Periodontal 2000; 33:185-193

56. **Bain CA.** Tabagismo e insucesso dos implantes - benefícios de um protocolo de cessação do tabagismo. *Int J Oral Maxillofac Implants. 1996 Nov-Dez;ll(6):756-9.*

57. **Schwartz-Arad D, Samet N, Samet N, Mamlider AJ.** Tabagismo e complicações dos implantes dentários endósseos. *Periodontol. 2002 Feb;73(2):153-7.*

58. **Hinode D, Tanabe S, Yokoyama M, Fujisawa K,** Yamauchi E, **Miyamoto Y.** Influência do tabagismo na falha de implantes osseointegrados: uma meta-análise. *Clin Oral Implants Res. 2006Aug;17(4):473-8.*

59. **Weyant RJ.** Caraterísticas associadas à perda e à saúde dos tecidos periimplantares de implantes dentários endósseos. *Int J Oral Maxillofac Implants 1994;9:95-102.*

60. **Quiryean F.A., I. Naert, D. Van Sternberghe:** Um estudo de 589 próteses fixas completas consecutivas suportadas por implantes Parte I - Aspectos periodontais. *J. Prosthet. Dent. 1992: 68: 655.*

61. **Weyant RJ, Burt BA.** Uma avaliação das taxas de sobrevivência e do agrupamento de fracassos de implantes orais endósseos dentro do paciente. *J Dent Res 1993;72:2-8.*

62. **Ekfeldt A, Christiansson U, Eriksson T, Linden U, Lundqvist S, Rundcrantz T, et al.** Uma análise retrospetiva dos factores associados a falhas de implantes múltiplos nos maxilares. *Clin Oral Implants Res 2001;12:462-7.*

63. **Misch CE.** Implantodontia contemporânea. 3rd ed. St. Louis: Mosby Elsevier; 1993.

64. **Chiapasco M, Zaniboni M, Boisco M.** Procedimentos de aumento para a reabilitação de rebordos edêntulos deficientes com implantes orais.

Clin. Oral Impl. Res. 17 (Suppl. 2), 2006; 136-159

65. **Friberg B, Sennerby L, Meredith N, Lekholm U.** Uma comparação entre as medições do binário de corte e da frequência de ressonância dos implantes maxilares. Um estudo clínico de 20 meses. *Int J Oral Maxillofac Surg. 1999 Aug;28(4):297-303.*

66. **Linkow LI, Chercheve R.** Theories and techniques of oral implantology, Vol-1, St. Louis, 1970, Mosby.

67. **Olsson M, Lindhe J.** Caraterísticas periodontais em indivíduos com formas variáveis do incisivo central superior. *J Clin Periodontal. 1991 Jan;18(l):78-82.*

68. **Van Steenberghe D.** Aspectos periodontais dos implantes orais osseointegrados modum Branemark. *Dent Clin North Am 1988;32:355-70*

69. **Schoo WH, van der Velden U.** Recessões marginais de tecido mole com e sem gengiva aderida. Um estudo longitudinal de oito anos. *J Periodontal Res 1985;20:209-11*

70. **Krekeler G, Schilli W, Diemer J.** A saída do dente pilar artihcial deve ser posicionada na região da gengiva anexa? Int *J Oral Surg 1985;14:504-8.*

71. **Han TJ, Klokkevold PR, Takei HH.** Auto-enxerto gengival em tira utilizado para corrigir problemas mucogengivais à volta de implantes. *Int J Periodontics Restorative Dent 1995;15:404-11.*

72. **Azzi R, Etienne D, Takei H, Fenech P.** Espessamento cirúrgico da gengiva existente e reconstrução das papilas interdentais em redor de restaurações suportadas por implantes. *Int J Periodontics Restorative Dent 2002;22:71-7.*

73. **Wennstrom JL, Bengazi F, Lekholm U.** A influência da mucosa mastigatória na condição dos tecidos moles peri-implantares. *Clin Oral Implants Res 1994;5:1-8.*

74. **Tarnow DP, Magner AW, Fletcher P.** O efeito da distância do ponto de contacto à crista óssea na presença ou ausência da papila dentária interproximal. *J Periodontol 1992; 63:995-996*

75. **Salcetti JM, Moriarty JD, Cooper LF, Smith FW, Collins JG, Socransky SS, et al.** As caraterísticas clínicas, microbianas e de resposta do hospedeiro do implante falhado. *Int J Oral Maxillofac Implants 1997;12:32-42.*

76. **Gouvoussis J, Sindhusake D, Yeung S.** Infeção cruzada de locais de periodontite para locais de implantes falhados na mesma boca. *Int J Oral Maxillofaclmplants. 1997 Set-Out;12(5):666-73.*

77. **Schon S, Holmstrup P, Worthington HV, Esposito M.** Outcome of implant therapy in patients with previous tooth loss due to periodontitis. *Clin Oral Implants Res 2006;17 Suppl 2:104-123.*

78. **Karoussis IK, Kotsovilis S, Fourmousis I.** Uma revisão abrangente e crítica do prognóstico dos implantes dentários em pacientes parcialmente edêntulos periodontalmente comprometidos. *Clin Oral Implants Res 2007;18:669-679.*

79. **Heitz-Mayfield LJ.** Doenças peri-implantares: diagnóstico e indicadores de risco. *JClin Periodontol 2008;35(Suppl):292-304.*

80. **Borchers L, Reichart P.** Distribuição tridimensional de tensões em torno de um implante dentário em diferentes fases de desenvolvimento da interface. *JDent Res. 1983 Feb;62(2):155-9.*

81. **Rieger MR, Fareed K, Adams WK, Tanquist RA.** Distribuição do stress ósseo para três implantes endósseos. *J Prosthet Dent. 1989Fev;61(2):223-8.*

82. **Pilliar RM, Deporter DA, Watson PA, Valiquette N.** Dental implant design-effect on bone remodelling. *J Biomed Mater Res. 1991 Abr;25(4):467-83.*

83. **Siegele D, Soltesz U.** Investigações numéricas da influência da forma do implante na distribuição do stress no osso maxilar. *Int J Oral MaxillofacImplants. 1989 Winter;4(4):333-40.*

84. **Carlsson L, Röstlund T, Albrektsson B, Albrektsson T, Branemark PI.** Osseointegração de implantes de titânio. *Ata Orthop Scand. 1986 Aug;57(4):285-9.*

85. **Albrektsson T, Branemark PI, Hansson HA, Lindstrom J.** Implantes de titânio osseointegrados. Requisitos para assegurar uma ancoragem duradoura e direta entre o osso e o implante no homem. *Ata Orthop Scand. 1981;52(2):155-70.*

86. **Jaffin RA,** Berman **CL.** A perda excessiva de acessórios Branemark em osso tipo IV: uma análise de 5 anos. *J Periodontol. 1991 Jan;62(l):2-4.*

87. **Babbush CA, Kent JN, Misiek DJ.** Implantes de parafuso pulverizados com plasma de titânio (TPS) para a reconstrução da mandíbula edêntula. *J Oral Maxillofac Surg. 1986 Abr;44(4):274-82.*

88. **Carlsson L, Röstlund T, Albrektsson B, Albrektsson T.** Fixação de implantes melhorada por ajuste apertado. Interface implante-osso cilíndrica estudada em coelhos. *Ata Orthop Scand. 1988Jun;59(3):272-5.*

89. **Hunt BW, Sandifer JB, Assad DA, Gher ME.** Effect of flap design on healing and osseointegration of dental implants (Efeito do desenho do retalho na cicatrização e osteointegração de implantes dentários). *Int J Periodontics Restorative Dent. 1996 Dez;16(6):582-93.*

90. **Eriksson AR, Albrektsson T.** Temperature threshold levels for heat-induced bone tissue injury: a vital-microscopic study in the rabbit. *JProsthetDent. 1983 Jul;50(l):101-7.*

91. **Yoshida K, Uoshima K, Oda K, Maeda T.** Influência do stress térmico da matriz na formação óssea. *Clin Oral Implants Res. 2009 Aug;20(8):782-90.*

92. **Iyer S, Weiss C, Mehta A.** Efeitos da velocidade de perfuração na produção de calor e na taxa e qualidade da formação óssea em osteotomias de implantes dentários. Parte I: relação entre a velocidade da broca e a produção de calor. *Int J Prosthodont 1997;10:411-4.*

93. **Newman MG, Takei HH, Klokkevold PR, Carranza FA.** Periodontologia clínica. 10th ed. St. Louis: Saunders Elsevier; 2006.

94. **Desjardins RP.** Próteses integradas nos tecidos para pacientes desdentados com relações maxilares normais e anormais. *J Prosthet Dent 1988;59:180-7.*

95. **Balshi TJ.** Prevenção e resolução de complicações com implantes osseointegrados. *Dental Clinics of North America 1989: 33: 821-868.*

96. **Block M.S, Kent J.N.** Factores associados ao comprometimento dos tecidos moles e duros dos implantes endósseos. *J. Oral Maxillo Fac. Surg. 1990: 48: H53.*

97. **Gammage D.D., Bowman A.E., Meffert R.M.** Gestão clínica de implantes dentários falhados: Relato de quatro casos. *J. Oral Implantology 1989:15: 124-131.*

98. **Branemark PI, Adell R, Albrektsson T, Lekholm U, Lindstrom J, Rockier B.** Um estudo experimental e clínico de implantes osseointegrados que penetram na cavidade nasal e no seio maxilar. *J Oral Maxillofac Surg. 1984 Aug;42(8):497-505.*

99. **H.Gerald Laboda.** Colocação de um implante endósseo com risco de vida: Relato de um caso. *J. Am. Dent. Assoc. 1990:121: 599.*

100. **Lioybavina-Hack N, Lang NP, Karring T.** Significado da estabilidade primária para a osseointegração de implantes dentários. *Clin Oral Impl Res 2006;l 7:244-50.*

101. **Greenstein G, Cavallaro J, Romanos G, Tarnow D.** Clinical Recommendations for Avoiding and Managing Surgical Complications

Associated With Implant Dentistry: *Uma revisão. J Periodontol agosto de 2008*

102. **Goodacre CJ, Bernal G, Rungcharassaeng K, Kan JY.** Complicações clínicas com implantes e próteses sobre implantes. *J Prosthet Dent. 2003 Aug;90(2):121-32.*

103. **Dubois L, de Lange J, Baas E, Van Ingen J. Sangramento** excessivo no assoalho da boca após a colocação de implante endósseo: relato de dois casos. *Int J Oral Maxillofac Surg.* ***2010*** *Apr;39(4):412-5.*

104. **Kalpidis CD, Setayesh RM.** Hemorragia associada à colocação de implantes endósseos na mandíbula anterior: uma revisão da literatura. *JPeriodontol. 2004May;75(5):631-45.*

105. **Park SH, Wang HL.** Complicações reversíveis dos implantes: classificação e tratamentos. *Implant Dent. 2005 Sep;14(3):211- 20.*

106. **Mason ME, Triplett RG, Van Sickels JE, Parel SM.** Fracturas mandibulares através de implantes cilíndricos endósseos: relato de casos e revisão. *J Oral Maxillofac Surg. 1990 Mar;48(3):311-7.*

107. **Dário LJ.** Colocação de implantes acima de um canal mandibular bifurcado: um relato de caso. *ImplantDent. 2002;ll(3):258-61.*

108. **Annibali S, Ripari M, La Monaca G, Tonoli F, Cristalli MP.** Acidentes locais em cirurgia de implantes dentários: prevenção e tratamento. *Int J Periodontics Restorative Dent. 2009 Jun;29(3):325-31.*

109. **Greenstein G, Tarnow D.** O forame e o nervo mentoniano: factores clínicos e anatómicos relacionados com a colocação de implantes dentários: uma revisão da literatura. *JPeriodontol. 2006Dec;77(12):1933-43.*

110. **Burstein J, Mastin C, Le B.** Evitar lesões no nervo alveolar inferior através da utilização rotineira de radiografias intra-operatórias durante a colocação de implantes. *J Oral Implantol. 2008;34(l):34-8.*

111. **Kraut RA, Chahal O.** Gestão de pacientes com lesões do nervo trigémeo após a colocação de implantes mandibulares. *J Am Dent Assoc. 2002 Oct;133(10):1351-4.*

112. **Askary AS, Meffert RM, Griffin T.** Porque é que os implantes dentários falham? Parte II. *ImplantDent. 1999;8(3):265-77.*

113. **Inglês CE.** Preocupações biomecânicas com próteses parciais fixas envolvendo implantes. *Implant Dent. 1993 Winter;2(4):221-42.*

114. **McAlarney ME, Stavropoulos DN.** Comprimentos teóricos do cantilever versus variáveis clínicas em cinquenta e cinco casos clínicos. *J Prosthet Dent 2000;83:332-43*

115. **Rangert B, Krogh PH, Langer B, Van Roekel N.** Sobrecarga de flexão e fratura de implantes: uma análise clínica retrospetiva. *Int J Oral Maxillofac Implants. 1995 maio-Jun;10(3):326-34.*

116. **Sheets CG, Earthman JC.** Intrusão dentária em próteses assistidas por implantes. *J Prosthet Dent. 1997 Jan;77(l):39-45.*

117. Brunski **JB.** Resposta óssea in vivo à carga biomecânica na interface osso/dente-implante. *Adv Dent Res. 1999 Jun;13:99-119.*

118. **Jemt T., Lekholm U., Grondahl K.** Um estudo de acompanhamento de três anos de restaurações de implantes unitários precoces e modum Branemark. *Int. J. Periodont. Restor. Dentist 1990: 10: 341.*

119. **Mombelli A, van Oosten MA, Schurch E Jr, Land NP.** A microbiota associada a implantes de titânio osseointegrados bem sucedidos ou falhados. *Oral Microbiol Immunol. 1987 Dec;2(4):145- 51.*

120. **Rosenberg ES, Torosian JP, Slots J.** Microbial differences in 2 clinically distinct types of failures of osseointegrated implants. *Clin Oral Implants Res. 1991 Jul-Set;2(3):135-44.*

121. **Haanaes HR.** Implantes e infecções, com especial referência às bactérias orais. *JClin Periodontol. 1990 Aug;17(7):516-24.*

122. **Papaioannou W, Quirynen M, Nys M, van Steenberghe D.** The effect of periodontal parameters on the subgingival microbiota around implants. *Clin Oral Implants Res. 1995Dec;6(4):197-204.*

123. **Koka S, Zarb G.** Sobre a osseointegração: o princípio da adaptação à cicatrização no contexto da osseosuficiência, osseoseparação e fracasso dos implantes dentários. *Int J Prosthodont. 2012 Jan-Fev;25(l):48-52.*

124. **Holahan CM, Koka S, Kennel KA, Weaver AL, Assad DA, Regennitter FJ, et al.** Efeito do estado osteoporótico na sobrevivência de implantes dentários de titânio. *Int J Oral Maxillofac Implants 2008;23:905-910.*

125. **Buddula A, Assad DA, Salinas TJ, Garces YI, Volz JE, Weaver AL.** Sobrevivência de implantes dentários torneados e rugosos em pacientes irradiados com cancro da cabeça e do pescoço: Uma análise retrospetiva. *J Prosthet Dent 2011;106:290-296.*

126. **Balshe AA, Eckert SE, Koka S, Assad DA, Weaver AL.** Os efeitos do tabagismo na sobrevivência de implantes dentários de superfície lisa e rugosa. *Int J Oral Maxillofac Implants 2008;23:1117- 1122.*

127. **Mengel R, Flores-de-Jacoby L.** Implantes em osso regenerado em pacientes tratados para periodontite agressiva generalizada: um estudo longitudinal prospetivo. *IntJPeriodontics Restorative Dent. 2005Aug;25(4):331-41.*

128. **De Boever AL, Quirynen M, Coucke W, Theuniers G, De Boever JA.** Estudo clínico e radiográfico do resultado do tratamento com implantes em pacientes periodontalmente susceptíveis e não susceptíveis: um estudo prospetivo a longo prazo. *Clin Oral Implants Res. 2009Dec;20(12):1341-50.*

129. **Mengel R, Schroder T, Flores-de-Jacoby L.** Implantes osteointegrados em pacientes tratados para periodontite crónica generalizada e periodontite agressiva generalizada: resultados a 3 e 5 anos de um estudo prospetivo a longo prazo. *JPeriodontol. 2001 Aug;72(8):977- 89.*

130. **Mengel R, Behle M, Flores-de-Jacoby L.** Implantes osteointegrados em indivíduos tratados para periodontite agressiva generalizada: resultados de 10 anos de um estudo de coorte prospetivo e a longo prazo. *JPeriodontol. 2007Dec;78(12):2229-37.*

131. **Lindquist LW, Carlsson GE, Jemt T.** Um estudo prospetivo de 15 anos de acompanhamento de próteses fixas mandibulares suportadas por implantes osseointegrados. Resultados clínicos e perda óssea marginal. *Clin Oralimplants Res. 1996Dec;7(4):329-36.*

132. **Rangert B, Gunne J, Sullivan DY.** Aspectos mecânicos do implante Bránemark ligado a um dente natural: um estudo in vitro. *IntJOral Maxillofac Implants* 6:177-186, 1991.

133. **Pontoriero R, Tonelli MP, Carnevale G, Mombelli A, Nyman SR, Lang NP.** Mucosite peri-implantar induzida experimentalmente. Um estudo clínico em humanos. *Clin Oral Implants Res. 1994Dec;5(4):254-9.*

134. **Thomas J, Balshi, Glenn J, Wolfinger.** Gestão da maxila posterior no paciente comprometido: perspectivas históricas, actuais e futuras. *Periodontol 2000. 2003;33:6*

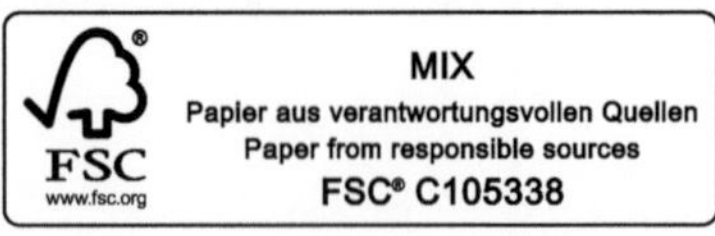

Printed by Books on Demand GmbH, Norderstedt / Germany